段逸山◎主编

第八册

·青囊集要（卷十五至卷十八）

上海辭書出版社

上海辭書出版社圖書館藏

中醫稿抄本叢刊

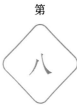

青囊集要

卷十五至卷十八

目録

卷十六……一四一

青囊集要卷　目録

癰疽瘡毒四　瘡毒方

聖粉散
七寶檳榔散
珠鳳散
柯子灰散
帛粉散
連戌散
香蠟膏
製鉛丹
香髓散

鴉啗散

二豆散

蚓糞散

蘆薈散

連床散

柏葉散

收溼散

喚痔散

枯痔散

雞胎血餘散
琉璃餅
洗痔奇方
又方
狼牙圓
石灰散
生髮油
三退紙
乾膿散

合掌丸
又方
減味合掌丸
青桃丸
蛇蜕丹
三黄丹
一掃光
烟硫膏
黄丸子散

青囊集要卷

南海普陀山僧心禪輯

傳徒僧 大智 大延仝 校

門人王學聖

癰疽瘡毒四

瘡毒方

銀青散

治男子陰頭生瘡腐爛疼癢女子陰戶兩旁生瘡

溼爛腫痛發癢並治小兒痘疤腫爛痘後餘毒不
清滿面黃泡等瘡用此皆效
白螺殼取墻頭上白色者佳去淨泥火煅存性取淨末一兩　寒水石另研細末二錢
橄欖核煅存性研淨末二錢　梅氷片臨用時每藥二錢配氷片一分
右四味共研細末磁瓶窖貯勿使泄氣臨用麻油
調搽溼則乾糝神效無比

紫蘆散

治小兒胎毒肉赤無皮或膿血淋漓及胎中受父
母楊梅瘡毒者並婦女為丈夫梅瘡所過結毒之

氣漸至陰戸肛門腫硬破爛膿血不乾疼痛不止

此藥搽之最妙如小便將藥衝出須要勤搽漸漸

自愈極驗如神

蘆甘石一兩煆淬入黄連汁内再煆再淬共三次又煆淬入童便内再煆再淬共四次

川黄柏七錢猪膽汁炙七次　紫蕪皮五錢燒存性研細末　兒茶五錢

菉豆七錢研末　赤石脂煆五錢　梅氷片五分

右七味共研細末磁瓶收貯勿使泄氣臨用以真

麻油二兩入雞蛋黄一枚煎黑去黄候油冷透調

敷自能止痛而愈若油不冷透搽之反痛如毒勢

重者加珍珠七分西牛黄三分其效更速

鳳衣散

治皴潰瘡

鳳凰衣雞抱卵殼　黄丹各一錢　輕粉四分

氷片二分

右四味共研細末用鴨蛋清調皴溼則乾糝

旱螺散

治潰瘡易於生肌止痛癢

白田螺殼煆三錢　輕粉一錢　氷片

麝香各三分

右四味共研細末燥者香油調敷溼者乾糝患處

珍珠散

治下疳瘡清熱除瘀脫腐

珍珠　黃連　黃蘗

鉛粉　輕粉　象牙屑

五倍子炒　兒茶　沒藥去油

乳香去油各等分

右十味共研極細末先以米泔水洗淨患處再用

此藥糝之甚效

銀粉散

治下疳無論新久腐爛作痛及楊梅瘡薰後結毒

玉莖腐爛或陽物爛半者

好錫六錢鎔化入硃砂末二錢攪炒砂枯去砂留錫

再鎔入水銀一兩和勻傾出又用鉛粉一兩鋪夾紙

上捲成條以火燃著一頭燃至紙盡吹去紙灰單用

鉛粉同前錫末加輕粉一兩

右共研極細末磁瓶收貯凡遇前症先用甘草煎

湯淋洗拭乾以此藥糝上即能止痛生肌收斂姤精瘡玉莖爛一二寸者兼用柯子灰散又用黃柏荊芥甘草馬鞭草葱煎湯洗去膿靨

銀粉神丹

專治玉莖蟲蝕能生長如初或舌頭被人咬去抹上此丹亦能長全大有神功

黑鉛五錢　寒水石三錢五分　輕粉

水銀各二錢五分　硼砂　珍珠各一錢

右六味先將黑鉛鎔化投入水銀研至不見星為

度再與前藥共研細末磁瓶收貯凡遇前症先用葱艾花椒煎湯洗淨若畏痛怕洗須先薰以止其痛再洗拭乾上藥如舌頭咬去先用乳香沒藥煎水口噙之止痛後上藥自然生長全愈

聖粉散

治下疰疳瘡蝕臭腐爛痛不可忍兼治小兒疳瘡

蜜陀僧　黄丹　黄柏蜜炙

兒茶　乳香去油各三錢　輕粉一錢五分

右六味共研極細末先用葱湯洗淨滲則乾糝乾

則香油調搽

七寶檳榔散

治玉莖疳瘡或漸至蝕透久不愈者

檳榔　蜜陀僧　牛黄

輕粉　黄連　黄柏

樸硝各等分

右七味共研細末先將葱白漿洗淨軟帛拭乾溼

則乾糝乾則香油調搽

珠鳳散

治下疳潰爛肉赤無皮爛孔深大
鳳凰衣焙　橄欖仁去油　人　參各五分
兒　茶煆存性二錢　珍　珠一分　金　箔十頁
右六味共研極細末糝患處立能定痛生肌
一方加南北鉛製白霜一錢紅昇丹三分共研勻
糝之更妙
柯子灰散
治同上并陰頭腐爛名蠟燭笑
黃柏炭　柯子灰各二錢　麝　香一分

右三味共研極細末先用甘草湯洗淨糝患處令睡睡醒飲冷水兩三口勿令陽道興起脹斷瘡靨二七日即愈一方無、黄柏

帛粉散

治疳瘡蛀桿神效

二蠶繭出蛾者燒存性二枚　輕粉二錢　枯礬五分

紅絹方三寸二塊燒灰　兒茶一錢　五棓子一枚

右六味共為細末先用酸漿水葱白川椒煎湯洗淨患處再糝此藥神效無比

連戌散

治蛀桿疳爛去半段者

先用苦茶洗淨患處用黃連末搽至三四日待腐肉去盡取雄狗腎子連肉火上炙黃瓦上煅存性為末每用少許和入黃連末內糝之狗腎末只可逐日漸加不可驟用太多若用之過多則收口速而反裂破矣至多亦不過與黃連末等分為率

香蠟膏

治下疳大爛貼之神效

黄蠟八錢　白蠟　鉛粉　輕粉一
冰片一錢
右四味用真麻油三兩入銅杓内熬滚隨下二蠟鎔化離火入鉛粉攪匀入冰片再攪和極匀過夜以出火氣磁罐收貯用油紙攤作隔紙膏貼之五日後痛止新肉即生

製鉛丹

治疳瘡舌爛鼻爛陰頭爛並皆神效
黑鉛一兩裝入黑狗腦内以鹽泥封固入火煆紅取出冷定去泥研細用淨末一錢五分

乳香去油　沒藥去油　鉛霜各三分
硼砂二分五釐　雄黃一分　金箔十頁
寒水石生用四分　輕粉二分
右九味共研極細末磁瓶窰貯不可泄氣舌斷者用葱茶米泔煎湯溫漱拭乾上藥待長時洗去之又漸漸搽之如陰頭爛者先以葱湯薰洗然後搽藥至愈乃止

香髓散

治下疳潰爛陰頭爛去其半者用此搽之仍能生

長復原

竹蚛蟲糞　銀粉　松香

臘肉骨髓各等分

右四味各研細和匀先用燒酒將瘡洗淨搽之內

單服土茯苓湯當茶半月全愈

白粉霜

此點梅瘡之主藥也

水銀一兩　食鹽　明礬

皂礬　火硝各二兩　雄黄

硃　砂各三錢

右七味除水銀外將六味研末入陽城罐内中間放水銀上以鐵盞蓋好鐵絲紥緊以壯蠣鹽泥封口曬乾裂縫補好如昇紅昇丹法昇煉三炷香為度冷定開看盞上靈藥刮下磁瓶收貯每用一二釐冷水調點瘡上三四次即愈

五寶丹

治疳瘡楊梅瘡神效

杏仁五粒去皮乳霜　輕粉五分　銀硃三分

冰片一分 麝香五釐

右五味共研極細末破者乾糝未破者水調塗之

隔日疤脫自愈

五寶霜

治同上

水銀一兩 硃砂 雄黃各二錢五分

白礬 綠礬各二兩五錢

右五味各研細末和勻入陽城罐內以燈盞蓋定

鹽泥固濟文武火昇煉罐口掃收每以昇藥三錢

入乳香沒藥各五分研細末糝太乙膏上貼之極
效如神
肥棗丹
點梅瘡化毒如神
白砒　精豬肉各一兩　紅棗肉五錢
右三味共搗如泥外用黃泥固好火内煆紅取出
研細末用鵝膽汁調搽如神
松花散
梅瘡點藥不痛神效

真輕粉　杏仁皮　松花粉各一錢

冰片一分

右四味共為細末用鵝膽汁調搽

梅瘡膏

治楊梅瘡敷前諸藥用此膏蓋之

乳香去油　沒藥去油各五錢　兒茶七錢

輕粉五分　冰片　麝香各一分

右六味共研細末先用豬油一兩香油三錢同熬去渣離火稍冷加入前藥末攪極勻磁罐收貯臨

用攤貼神效無比

梅漏膏

治楊梅瘡日久成漏名曰梅漏敷治漏藥用此膏蓋之

血竭　兒茶　乳香去油

沒藥去油各五錢　膽礬一錢　冰片一分

麝香二分

右七味各研細末和匀先用真麻油半觔熬至滴水成珠入白蠟五錢鎔盡再下飛淨黃丹二兩鉛

粉五錢攪匀離火再入前藥末攪極匀成膏欲去汚肉者加龍骨赤石脂各二錢磁罐收貯臨用攤貼神效

神仙碧玉膏

治結毒潰爛臭穢疼痛不斂以及血風臁瘡並效

輕粉　鉛粉各一兩　白蠟五錢

乳香去油　沒藥去油各三錢　樟冰二錢

右六味共研細末用熟猪油五兩同白蠟鎔化傾入碗内將上藥和匀水内頓一時取起臨用抿脚

挑膏手心中搽化攤油紙上先用葱湯洗淨瘡上後用此膏貼之

翠雲散

治楊梅瘡潰爛不愈

銅綠　膽礬各五錢　熟石膏

輕粉各一兩

右四味共研極細末磁瓶收貯溼瘡乾糝乾瘡公猪膽汁調點一日點三次即愈

煉汞丹

治楊梅結毒腐爛作臭或咽喉唇鼻腐壞日甚

硃砂一　硫黄　雄黄各三錢

右三味共研極細末入陽城鑵內泥固鐵盞梁兜固緊封口點三炷香為度用水擦盞內火畢次日取出盞底靈藥約有一兩五六錢治尋常腐爛之症用靈藥五錢輕粉五錢和勻研細小瓶收貯紗封瓶口臨用以甘草湯洗淨患處將瓶倒懸紗眼內篩藥患上用單油膏蓋之一日一換自效男婦咽喉爛者用靈藥一錢加人中白二分研細吹之

日用三次内服不二散其疼即止隨可飲食

掃毒丹

治楊梅結毒毒氣盛者用此搽之

水銀一兩五錢　生大黄　大腹皮炒

膽礬各一錢　輕粉一錢二分　甘草六分

番打麻六分毒重者用九分

右七味共為細末用真麻油調作四十八丸每日早午晚共用十二丸擦手四灣脚四灣口含冷水熱則吐去又换冷水含之第六日如鼻中有惡氣

味並有瘡用大楓子肉十五枚麝香三分研細為丸不時嗅之盡一日之用第七日用麥麩二升甘草四兩煎水洗浴第八日可出房門可喫雄豬肉至半月諸物不忌只忌鹽醬醋酒辛辣之物房事斷要忌一百天第八日用生地當歸川芎白芍山查枳殼牛蒡銀花煎服服十劑後再服當歸川芎芍熟地人參陳皮白茯苓炙甘草水煎服

結毒薰藥方

治楊梅結毒並梅瘡疳瘡破爛者即生肌完口如

患者不肯服藥宜用此法薰之

祁陽炭即雞骨炭一兩五錢先將炭燒著透復悶熄先研細末 鉛粉五錢

銀硃三錢

右三味共研極細末用綿紙入藥捲成九條先將房内板縫窗扇糊得不透風將香爐放桌上將藥條點著坐於桌邊以鼻嗅其氣口中噙冷水熱則吐去又噙冷水以烟盡為度九枝條子分三日薰完如瘡在上部宜食後嗅烟用川芎煎湯當茶飲每日三次如瘡在下部宜食前嗅烟用牛膝木瓜

煎湯當茶飲如口腫痛即是毒從口出停數日再
嗅先放白硼砂在口裏再含冷水更妙如口臭腫
痛以菉豆煎湯飲之或蜜湯或蘇薄荷煎湯漱口
七日後再服解毒湯藥

應驗散

治白頭黃水肥瘡小兒赤遊丹毒及諸瘡不收口
者

川椒（焙研 二錢）　明雄黃（研飛淨 三錢）

右二味共為細末用雞蛋五枚煑熟去白用黃在

鐵杓内炒至黑膏樣方有油熬出退火三日同前
二藥調匀用鴨毛搽患處即愈
香黄散
治小兒胎毒並鬎鬁頭瘡男婦一切溼瘡神效無
比
老松香炒二兩 黄丹微炒一兩 真青黛一兩
鉛粉炒淨勿留鉛氣五錢 白礬六錢入亂頭髮少許同燒以枯為度
右五味共研細末溼則乾糝乾則用麻油調搽
青蛤散

治黄水瘡初起如粟米癢痛破流黄水浸淫成片發無定處

青黛　殭蠶炒　輕粉

蛤粉煅　黄柏　滑石

浮水石　寒水石　石膏煅

甘草　白芷各等分

右十一味共爲細末溼者乾糝乾者痛則麻油調搽癢則猪膽汁調搽

二礬散

治肥瘡淫瘡浸淫瘡神效

胡黄連　輕粉　雄黄各三分

膽礬二分　枯礬一錢　猪蹄鞋三枚煅存性

右六味共研細末先將瘡洗淨再搽此藥

海螵蛸散

治頭上生瘡俗名粘瘡神效

海螵蛸二錢　白膠香　輕粉各五分

右三味共研細末用清油潤瘡以藥乾糝即愈

二黄散

治頭面肥瘡

輕粉　黄丹飛淨　白礬

雄黄各等分

右四味共研細末裝入葱管内兩頭紮住煨過加

龜版灰少許研細用菜油調搽立效

荆芥散

治面上黄水瘡

酸棗　荆芥　羊鬚各煅灰一錢

鉛粉五錢

右四味共研細末先以槐條煎水洗淨將藥敷上其瘡自愈

羊鬍散

治下頦溼癢俗名羊鬍鬚

烟膠五錢 羊鬍鬚一根燒灰存性 輕粉一錢

右三味共研細末溼則乾糝乾則麻油調搽

仙拈散

治男女遠年風溼血風皮蛀寒溼浸淫流水發癢搔之疼痛兩腿黑腫似爛非爛或時熱烘麻木等

症神效

寒水石另研　滑石另研飛淨　白芷

百部蒸炒乾　白鮮皮各三兩　蛇床子

地膚子　東白薇各四兩　炙鼈甲

大黄酒炒各五兩　樟腦臨用時加少許同研

右十一味共研如香灰細麻油調敷一日一换不可洗浴一月即愈至遲三月斷根神效無比

黄靈丹

專治下部溼熱黄水手扒脚丫諸瘡極妙

金陀僧三兩　輕粉一錢　麝香三分

氷片三分

右四味共研極細末磁瓶密貯不可泄氣

分溼消毒丹

治下部溼瘡

黃丹二兩　鉛粉炒　白蠟各一兩

乳香去油　沒藥去油　兒茶

潮腦　松香各三錢　輕粉一錢

血竭五錢　氷片　麝香各五分

銅綠三分　蚯蚓糞韭菜地上者炒乾一兩五錢

右十四味共爲極細末先用葱湯洗淨糝在瘡口之上必然癢不可當但不可用手抓癢少頃必流黃水如金汁者數碗再用葱湯洗之又糝又流又糝如是者三次則水漸少而痛漸止矣明日用前黃蠟膏以厚皮紙攤膏仍入此藥二錢任其出水倘癢極之時外以鵝翎掃之則不癢

輕粉散

治臁瘡并下部濕瘡

輕粉一錢五分　黃丹　黃柏
蜜陀僧　茶葉　乳香去油各三錢
麝香三分
右七味共研極細末磁瓶密貯不可泄氣臨用先以葱湯洗淨再搽此藥

柏油膏
治小兒頭上肥瘡羊鬍瘡奶癬瘡膿窠瘡脚上血風瘡癬婦人鈕扣風裙邊瘡耳上溼瘡如神
柏油一觔　麻油四兩　明礬

銅　緑各二兩　鉛　粉一兩

右五味共入鍋内熬成紅色下黄蠟二兩化盡俟温不住手攪匀離火入羊膽汁二枚如無入牛膽汁一枚猪膽汁二枚攪匀磁罐收貯搽之

胡粉散

治天泡瘡紅腫發熱脹急疼痛用鍼挑破糝之

石　膏煅　蛤蜊粉　輕　粉各三錢

鉛　粉一兩

右四味共研極細末先將患上挹乾用此糝之或

用絲瓜葉搗汁調搽如冬月無絲瓜葉用染布青缸汁調搽

石珍散

治天泡瘡日久潰爛疼痛不已膿水淋漓

石膏煆　真輕粉各一兩　青黛

黄柏各三錢

右四味共研細末先用甘草湯洗淨患處再糝此藥其痛即止

鵝嗂散

治翻花瘡此瘡初生如飯粒漸大而有根頭破血流膿出肉反如花開之狀故名翻花瘡又名鴉啗瘡發無定處

老鴉毛燒灰　大紅絨燒灰　黄　丹各一錢

珍　珠　枯　礬各五分　輕　粉三分

氷　片　麝　香各一分

右八味共研細末磁瓶收貯不可泄氣先用苦茶洗淨患處乾糝之

二豆散

治心神煩躁遍身發瘡赤爛如火儼如火焼俗名
熱瘡

川黄連　黄柏各三兩　赤小豆
菉豆粉各一兩　寒水石　紫蘇
漏蘆各七錢

右七味共研細末麻油調搽一日三次

蚓糞散

專治脚腿溼風痛癢破流黄水等瘡

蚯蚓糞韭菜地上者煅一兩　白芷炒五錢　甘草炒二錢

黄柏炒三錢　明礬研三錢　烟膠炙五錢

右六味共研細末溼則乾糝乾則桐油調搽即愈

蘆薈散

治諸瘡毒水淋漓不乾並治坐板瘡甚效

蘆薈一兩　甘草五錢

右二味共研細末先用豆腐水洗淨將藥敷上數日即愈

連床散

治癧瘡及手足身上陰器膚囊抓爛淋漓

黄連五錢　蛇床子二錢五分　五棓子一錢二分五釐

輕粉二十五帖

右四味共研細末先以荆芥葱白煎湯洗淨患處

拭乾用清油調敷

柏葉散

治三焦火甚致生火丹作痛作癢延及遍身

側柏葉炒黄　大黄　黄柏

蚯蚓糞韭菜地上者各五錢　赤小豆　輕粉各三錢

右六味共研細末用新汲水調搽

收溼散

治爛腿加入行水膏貼之亦可作生肌散用以收口

松香四兩葱汁煑白　鉛粉炒　黄丹炒

修船石灰如無用陳壁土　熟石膏　黄蠟

蜜陀僧各二兩　銅綠　枯礬

龍骨　牡蠣各一兩　輕粉五錢

生半夏　防風　白芷

當歸　甘石醋煅　真兒茶

海螵蛸漂淡　陳壁土炒各一兩　赤石脂二兩
陳皮炒　乳香去油　沒藥去油
真血竭　白蠟　膽礬
花椒炒各五錢　象皮三錢　血餘炭二錢
五倍子二兩四錢　哺退雞蛋殼二枚煆無則用煮熟雞蛋黃三枚燒成灰
右三十二味共為細末磁瓶收貯

唤痔散

治內痔不出
草烏頭生用　刺蝟皮燒存性各一錢　枯礬五錢

食　鹽二錢炒　麝　香五分　氷　片三分

右六味共為細末先用温湯洗淨隨用津唾調藥三錢填入肛門片時即出去藥上護痔膏

枯痔散

凡痔瘡突出即用此藥以津調敷忍痛片刻即有稠水流出其痔漸枯

白　礬二兩　蟾　酥二錢　輕　粉四錢

砒　霜二兩　天靈蓋青鹽水浸煆赤清水内淬七次四錢

右五味共研極細末入小鐵鍋内上用碗密蓋鹽

泥封固炭火煉至二炷香待冷取藥研極細末磁
罐收貯每日上午葱湯洗淨用津唾調捻如錢厚
貼痔上令著以薄綿紙挼軟掩上捲束其藥不使
侵好肉上若內痔至晚再換一次至六七日其痔
枯黑堅硬住藥待其裂縫自落換落痔湯洗之

護痔膏

治痔瘡用前枯痔散敷上必用此膏護衞四旁不
致徒傷良肉多受痛苦

白芨　石膏　黄連各三錢

氷片　麝香各二分

右五味共研細末用雞子清和入白蜜少許調成膏貼痔上護衛四邊良肉中剪一孔以枯痔散搽之如痔旁肌肉堅硬者不必用此

生肌散

治痔漏潰爛用此生肌長肉

乳香去油　沒藥去油　海螵蛸漂淡各五錢

黃丹炒飛淨　龍骨煅飛淨　熊膽各四錢

赤石脂煅七錢　血竭三錢　輕粉五錢

冰片一錢　麝香八分　珍珠二錢研

右十二味共研極細末磁瓶密貯不可泄氣每日早晚二次糝於患上用膏蓋之數日漸斂而平

治痔藥水

此藥水搽痔上能消腫止痛

片腦一分　樸硝五分　熊膽三分

蝸牛　田螺肉各十兩　橄欖核燒灰五分

右六味先將蝸牛田螺肉搗爛入藥浸一夜取水併藥敷瘡無不斷根

混元毬

治痔漏如神

白馬屎七粒　真川椒二十七粒　蘄艾

河蜆鋑各七　槐皮一觔切片研末

右五味外用蚯蚓屎作毬包衆藥在内曬乾每日一毬安於馬桶内燒烟薰之

消管散

凡痔漏用此藥敷上外用膏藥蓋之其管即爛成膿水其漏即平長肉收功

花蜘蛛七枚炙來用紙包好推車蟲三枚

水馬五十枚在池塘水面上者其走如飛候起大風時採取之

右三味瓦上炙灰存性加冰片麝香同研細末磁瓶收貯勿令泄氣聽用

退管如神方

治痔瘡生管用此藥其管即出生肌收口其效如神

活獾子一隻殺之退淨毛又將腸內糞去淨連骨脊入石臼內搗爛盛罎內封固埋背陰地下或背陰房

内過三伏天聽用看管大小用紙撚蘸壜内浮油插入其管自出生肌斂口而愈

金蟾化管丸

治一切諸漏有管者雖彎曲之處皆能行到化管如神

水銀三錢　明雄黄一兩以火酒二觔漸煑漸添以酒盡為度

右二味共研細末用紙包好取大蝦蟇一枚剖肚去腸只留肝肺將藥包入於腹内以線縫好聽用

銀硝　白礬

右二味研勻入陽城罐內加水牛茶鍾放火上熬令枯於罐底取放地上再納蝦蟇於內鐵盞蓋定鹽泥固濟昇文火二炷香中火一炷香武火一炷香候冷定開看盞上靈藥刮下研細用蟾酥乳化為丸如芥子大陰乾凡治一切管用丸一丸放膏藥上對管口自入到底方回嫩管自化老管自褪七日見效如未全褪再用一丸無不除根

藥線

治齒上生踮並瘡痔瘻瘤項大蒂小之症及尾脊

之處生尾突出神效

芫花二錢五分　壁錢要有子者一錢即壁上蟢蛛窠白如錢大者是也

白絲細線一錢五分

右三味用水一碗慢火熬至水乾為度取線陰乾

小者用線一根大者二根繫蒂根上雙扣捆紮留

出線頭每日漸漸收緊自脫而愈

四石熊膽散

治腸痔腫痛

兒茶　黄連　寒水石各五分

硼砂　赤石脂　爐甘石各三分

熊膽二分　冰片一分

右八味各研細末和匀用清茶調敷患上腫痛立止

雞胎血餘散

治痔漏神效

抱雞蛋殼内皮煆　血餘各三錢　石膏煆二錢

冰片　兒茶各五分　血竭三分

右六味共乳極細搽痔上膿水自乾管根自落内

用真耿餅一觔甘草半觔搗勻為丸每早空心白湯送下三錢神效無比

琉璃餅

治痔漏消管

陳芥菜切碎　陳琉璃炙各五錢　陳蝟皮煅灰六錢

螳螂殼水洗陰陽瓦焙三錢　田螺二枚入冰片化成水　珍珠一粒

右六味以五味研細末收貯取田螺水和藥乘潮捏餅先用天芥菜入砂鍋內煎湯傾入小口瓶內對患處熱薰溫洗如無天芥菜即用番白草或苦

參煎湯薰洗亦可洗後拭乾將藥餅放患頂上用膏蓋之一日一換痔管内仍用所存藥末鵝毛管吹入

洗痔奇方

治痔瘡立刻止痛

夏枯草　黄柏　枳殼

槐花　馬齒莧　五棓子各二錢

右六味裝夏布袋内入磁罐中加明礬八兩開水冲入洗之其痛即止

又方

荔枝草　馬鞭草陰乾各半觔　蒲公英

甘草各三錢

右四味入鑵煎好再入皂礬一兩畧煎數沸皂礬煎久升去無功先薰後洗

狼牙圓

治腸痔在腹内有鼠奶下血

白臭蕪荑　貫衆　狼牙根

蝟皮炙焦各一分　椿根白皮　槐根白皮

白鱔頭炙焦各一兩 雄黄五錢

右八味共研細末用臘月猪脂糊圓如彈子大每圓用綿裹納下部日三易

石灰散

治癩癧頭瘡

石灰窰內燒過紅土墼流結上渣輕虛其色蒴者研四兩 百草霜

雄黄各一兩 膽礬六錢 榆皮三錢

輕粉一錢

右六味共研細末剃過頭用猪膽汁調搽

生髮油

禿頭生髮

秦椒　白芷　川芎各一兩

蔓荊子　雲苓　香附各五錢

右六味俱生用剉碎絹袋盛浸香油七日取油日

三度擦無髮處其髮自生切勿令油滴白肉上

三退紙

治血風臁瘡

蟬蛻　鳳凰衣各三錢　蜜陀僧六錢

右三味用桐油八兩熬成膏以刷蘸膏於連四紙上陰乾用時照瘡大小剪貼三日一換換三次全愈如癢極搽錫灰膏收功

乾膿散

凡瘡毒膿汁久出不已者用此糝之乾膿斂口

海螵蛸　天竺黄　黄　丹炒紫色飛淨

輕　粉各二錢　麝　香二分五釐　降香老節三錢

右六味共研細末磁瓶收貯不可泄氣乾糝瘡口不數日膿即乾矣

琥珀珍珠散

治脚上一切瘡毒

珍珠　琥珀　輕粉

乳香去油　没藥去油　石膏

黄丹錢各一　蝸牛殼四錢

右八味共研細末用香油調搽

螵蛸散

治溼熱破爛毒水淋漓等瘡或下部腎囊足股腫痛下疳諸瘡無不神效

海螵蛸不必浸淡　人中白或人中黄亦可各等分

右二味共為細末先以百草多煎濃湯乘熱薰洗後以此藥糝之如乾者以麻油或熟猪油蜜水俱可調搽如腫而痛甚者加冰片少許更妙若溼瘡膿水甚者加蜜陀僧等分或煆過官粉亦可或煆蘆甘石更佳

飛丹散

治寒溼風溼脚腿等瘡先用百草煎湯乘熱薰洗

飛丹　人中黄白更妙　輕粉

水　粉各等分

右四味共研細末乾糝患處外以油紙包紮若乾陷者以豬骨髓或豬油調貼之

松烟膏

治膿窠瘡極效

蒼　朮四錢　老松香三錢　枯　礬二錢

烟　瀝　鞋底皮煅灰　輕　粉各五錢

檳　榔二枚

右七味共研細末熬鹹豬油調搽

椒蠟膏

治同上

花椒　白芷　雄黄

血竭　明礬各等分

右五味共研細末用陳燭油濾清調搽

紫草膏

治膿窠血風等瘡

防風　金銀花　花椒

丹皮　生地黄　甘草

羌活　苦參　當歸
連翹　荆芥各五錢
右十一味用麻油一觔入鍋熬枯濾去渣復入淨鍋內熬至滴水成珠入黄蠟一兩任其自化或加紫草五錢亦可離火放土地上出火毒搽之

蛇鼈膏

治同上

番木鼈　樟腦　蛇床子各三錢
水銀　雄黄各八分　大楓子四錢

右六味共研至水銀無星為度加陳燭油為丸擦
之數日即愈

水銀膏

治一切惡瘡醫所不識者

明松香　鉛粉　水銀

黄柏　黄連　甘草

土蜂窩著土壁上者南方多有之各等分

右七味共為細末先將水銀放手掌中以唾津殺
為泥入磁器中以生麻油和研生絹濾如稀餳和

藥末再研如桐錫用温水洗瘡軟帛拭乾塗之一次即瘥有黄水者塗之隨手便乾癢不堪忍者塗之立止痛甚者立定治疥尤佳抓破搽藥

龍珠散

治溼熱膿窠爛瘡

大蚌殼火煆一兩　輕粉一錢　龍骨

飛丹　枯礬各少許

右五味共研細末桐油調搽

合掌丸

治膿窠疥瘡

大楓肉四十九粒　水　銀製二錢　枯　礬

番木鼈　川　椒各三錢　海螵蛸

雄　黄各五分

右七味共為細末用油胡桃肉搗丸放掌中搓熱

擦瘡上並治沙瘡

又方

治同上

水　銀　東　丹各二錢　潮　腦

枯礬　鉛粉　輕粉各三錢
大楓肉　雄黄各四錢
右八味共為細末用熟菜油或陳蠟燭油調搽
減味合掌丸
治同上
大楓肉二十一枚　水銀製三錢　潮腦一錢
右三味共為細末用桐油四兩研和為丸如彈子
大以火微烘搽之
青桃丸

治同上

油胡桃　猪板油各三錢　白薇二錢

輕粉　防風　蘇葉各一錢

右六味共爲細末用油胡桃猪油同搗爲丸如彈

子大擦之

蛇蜕丹

治同上

水銀　檳榔各一錢五分　潮腦

枯礬　蛇蜕煆　雄黄

油胡桃　花椒 焙各五分　杏仁
大楓肉 各二十一枚
右十味共研細末用陳蠟燭油爲丸每早五更時
手搓鼻嗅

三黄丹

治疥瘡癢熱

硫黄　雄黄　黄丹
潮腦　川椒 焙　枯礬 各等分
右六味共爲細末用麻油四兩雞蛋一枚將蛋煎

枯如絮去蛋不用將藥末裝粗布袋内慢慢攏入油内取起冷定搽之或同猪板油搗匀搽之亦可

一掃光

此藥治癢瘡不論新久及身上下或乾或溼異類殊形但多癢少痛者用之俱各有效

苦參　黄柏各一觔　烟膠一升

枯礬　木鼈肉　大楓肉

蛇床子　點紅椒　潮腦

硫黄　明礬　水銀

輕粉各二兩　白砒五錢

右十四味共為細末用熟豬油二觔四兩化開入藥攪匀作丸如龍眼大磁瓶收貯用時搽擦瘡上二次即愈

烟硫膏

治膿疥瘡

烟膠　東丹各一兩　雄黃

硫黃各三錢　輕粉一錢

右六味共研細末用醃豬油調抹如連片將油紙

攤藥縛好不動三日脫光

黄丸子散　一

治疥癬膿窠瘡神效

硫黄五錢　巴豆霜四錢　雄黄

黄丸子即麥芽黄豆各三錢　銀硃二錢　白砒五分

右六味共研細末每用一錢入後製藥油一兩和匀搽之三日全愈

附製瘡藥油法

雄猪油一觔檳榔大黄黄柏麻黄各一兩水三碗

同藥入鍋內熬至水乾油出濾去渣冷定磁罐收貯搽一切瘡癬擦藥俱有奇功

輕烟散

治諸瘡疥癬

烟膏（硝皮坊竈上烟油膩）　黃丹（水飛淨各一兩）　土貝母

白芷　羌活　枯礬

麝香（各一錢）　硫黃（五錢鎔化地上掘一小孔貯醋傾入冷定）

輕粉（三分）

右九味共為細末磁瓶收貯勿使泄氣有膿水者

乾糝無膿水者蠟燭油調搽如秃瘡剃淨頭以豆腐水洗淨拭乾搽之

蕪荑散

治疥瘡及婦人陰蝕瘡諸般惡瘡

蕪荑　蛇床子各一兩　雄黄

大楓肉　川椒　硫黄各五錢

枯礬一兩二錢　潮腦　輕粉各二兩

右九味共研細末用猪油調搽

銀硝丹

治一切血風疥癬手足諸瘡神效凡脚上患血風瘡多年不愈先以藥水洗淨拭乾再以研細輕粉薄薄掃上再搽此藥凡搽瘡藥先一日用油調鹿角霜細末厚敷瘡上過夜次日再搽此藥更妙

黄芩　荆芥穗　黄連

五棓子　茜草　槐枝頭

芒硝　黄柏各二兩

右八味共為粗末再炒老黄色再加

土硫黄醋煮　枯礬各二兩

右二味共研細末再加
巴豆肉三錢　蓖麻仁五錢　大楓子淨肉二兩
右三味共搗如泥同前藥和勻研細再加
水銀　黑鉛各一兩同研　雄黃
潮腦
右四味共前藥研和一處每用一錢以前製藥油
調搽

銀杏散

治陰瘡神效

輕粉　雄黄　水銀鉛製

杏仁各一錢生用

右四味各研細共和一處再研勻每用五分棗肉一枚和丸用絲綿包裹線紮緊將藥入陰內留線頭在外如小便時將藥取出解完後仍復入內一日一換四五枚自愈

津調散

治妬精及婦人陰溼瘡膿汁淋漓臭爛

黄連　款冬花各五錢　麝香一分

右三味共研細末先用苦茶洗淨患處軟帛拭乾津調搽之

化毒生肌散

治婦人陰戸外生瘡久不愈者並治一切瘡毒

黄柏炒　白薇炒　鉛粉炒
兒茶　蚯蚓糞炒　潮腦各三錢
乳香去油二錢　麝香三分　輕粉
氷片各五分

右十味共研細末磁瓶密貯不可泄氣每用糝瘡

口上二日即愈

鷄肝散

治婦人陰癢

蕪荑　蛇床子　硫黄

川椒　潮腦　枯礬

雄黄　海螵蛸　黄連各等

麝香少許

右十味共研細末取旋宰雞肝一具將藥末塗肝

上乘癢時插入陰戶內

雄黃藜蘆散

治婦人陰中突出如蛇或似雞冠菌樣者並治

鼈頭煅黃色　輕粉　雄黃各一錢

冰片二分　葱管藜蘆二錢研如細麪

右五味各研細末和勻再研磁瓶收貯先用芎歸湯薰洗隨後搽藥早晚二次其患漸收

劈毒立消丹

治白蛇纏並蛇蝎蜈蚣瘋犬咬毒腫痛垂危者

雄黃一錢五分　麝香　冰片各一分

牙硝二錢

右四味共為細末於端午日午時虔誠修合遇疵點男左女右眼大眥內痛一盞茶時即止其腫漸消其痛漸止三日全愈

蚓糞散

治同上

側柏葉　黃柏　蚯蚓糞韭地上者佳

生大黃各五錢　赤小豆　明雄黃

輕粉各三錢

右七味共研細末用新汲水或香油調搽

二礬散

治鵝掌風

白礬　皂礬各四兩　兒茶五錢

側柏葉八兩

右四味用水十碗煎數滾先以桐油搽患處再用紙撚桐油浸透點火向患處薰片時次用前湯乘熱貯淨木桶内手架桶上以布將手連桶口蓋嚴湯氣薰手勿令泄氣待微熱將湯傾入盆内蘸洗

良久一次即愈七日內切不可見水

鵝掌風癬薰藥方

川烏　草烏　何首烏

天花粉　赤芍　防風

荊芥　蒼朮　地丁各一兩

艾葉四兩

右十味煎湯先薰後洗層層起皮痛癢自愈

川槿皮錠

治鵝掌風癬

烏梅肉牛觔用羊蹄根汁浸一夜次日重湯燉一炷香又放飯鍋上蒸軟透取出搗爛如泥

番打麻一兩研細　海螵蛸五錢研細

右三味同搗勻稱過每藥一兩加白降丹八分白砒七分再同搗勻入白芨細末一錢又搗勻做成錠子每重二錢陰乾收貯凡遇前症以羊蹄根汁同醋磨濃搽之

妙應癬藥酒

此證總由風熱溼邪侵襲皮膚鬱久風盛則化為蟲是以搔癢之無休也其名有六一曰乾癬搔癢

則起白屑索然彫枯二曰澀癬搔癢則出黏汁浸淫如蟲行三曰風癬即年久不愈之頑癬也搔則痺頑不知痛癢四曰牛皮癬狀如牛領之皮厚而且堅五曰松皮癬狀如蒼松之皮紅白斑點相連時時作癢六曰刀癬輪郭全無縱横不定治法總以殺蟲燥溼消毒為主

土槿皮二兩　白芨一兩五錢　檳榔

白芷各一兩　斑猫四十枚　白信四分研末

伏龍肝四兩

右七味用高粱酒三觔或頂香糟燒并藥入磁瓶內封固浸七日可用臨用時取一二兩另裝小磁瓶中以筆掃塗患上日三次如塗後腫痛起泡係藥力猛多搽之故不必疑懼加新鮮香糟火酒少許和之則平矣

土槿皮酒

治諸癬並下部溼瘡

土槿皮三兩　明雄黃　水銀各二錢

潮腦一錢　檳榔七分　麝香一分

大楓子　斑猫　番木鼈各七枚

右九味共研細入火酒觔半封七日蘸搽

三皮酒

治諸癬

楝樹皮　大楓子　潮腦各三錢

水銀　硫黄　花椒炒

番木鼈　明雄黄　蟬蜕

木通各二錢　全蝎二枚　土槿皮四兩

斑猫　公檳榔各七枚　皮硝五錢

右十五味用火酒三四觔浸十日搽之

加味槿皮酒

治同上

土荊皮（三兩）　尖檳榔　斑猫（去頭足糯米炒）

大楓子　番木鼈（各七枚）　巴豆仁（五枚）

雄黃　潮腦　川烏

白鮮皮　草烏（各二錢）　麝香（三分）

右十二味用火酒二觔半同入小口瓶內封口浸

七日將癬刮破搽之

黄猫酒

治頑癬陰癬

土槿皮二兩　斑猫十四枚　明雄黄

硼砂各六錢

右四味用火酒二觔浸三日搽之

牛舌草散

治溼熱生癬

牛舌草即土大黄　白蘝　楝樹皮各一兩

氷片　甘草各一錢　輕粉

蝸牛各三錢焙乾如無活者殼亦可用

右七味共研細末用荔枝核將癬抓破再用麻油調擦

蛇床子散

治諸癬並下部溼瘡

蛇床子　藁本　尖檳榔

硫黃　枯礬　白膠香

五倍子各等分

右七味共研細末乾癬香油調擦溼癬乾擦頑癬

用醋調搽

鉛砞膏

治頑癬臁瘡及湯火傷

真川鉛粉　銀砞各五錢　麝香三分

右三味為細末用鵝油搥和如泥用油紙一長條用鍼刺孔攤膏合轉來將光面貼癬絹帕縛緊二三日一換夏月早晚換

百部膏

治牛皮癬

百部　白鮮皮　鶴蝨
萆麻仁　生地黄　黄柏
全當歸各一兩
右七味用麻油半觔入藥熬枯去渣復熬至滴水成珠再下黄蠟二兩試水不散為度舁起鍋入雄黄末攪極勻稍冷傾入磁鉢中收貯退火氣用之

四石散
治頑癬神效
白砒一分　硫黄九分　白硝三分

明礬四分　氷片五釐

右五味共研細末唾津調擦之

巴蠟膏

治厚牛皮癬

全蝎七枚　巴豆粒二十　斑猫十枚

麻油一兩　黄蠟一錢

右五味先將巴蝎斑猫入油熬黄焦色去藥取油

如油少可加麻油煉滚投蠟鎔化收貯擦之

蜂礬散

治牛皮血癬

舊銀罐一枚　露蜂房五錢煅灰　枯礬二錢

右三味共研細末用香油調搽

巴信散

治同上

硫黄九分　白砒一分　巴豆三粒去油

右三味共研細末茶油調搽

硝礬散

治陰癬

生明礬　熟明礬各一錢　輕粉二錢

銀硝三分

右四味共研細末用土地黄根搗爛布包蘸藥末擦之

雄礬散

治楊梅癬

枯白礬　硫黄各一兩八錢　雄黄

膽礬　輕粉各一錢　川椒三錢

右六味共研細末用生猪油去皮入藥擦破數次

即愈其效如神

香楓膏

治同上

硃砂　雄黃　沒藥去油

乳香去油　兒茶各一錢　杏仁四十粒

大楓肉二十粒

右七味共搗爛絹包擦之

陀僧散

治赤白汗斑

雄黄　硫黄　全蝎

白殭蠶　白附子　蜜陀僧各五分

麝香一分

右七味共為細末用生薑蘸藥擦患處五日除根

華陀屢效散

治甲疽此症或得於剪甲傷肌或得於甲長侵肉使氣血阻遏腐潰為瘡久則爛指宜用此散塗敷之

橄欖核三枚煅存性　黄丹三分　硇砂

乳　香去油各一錢　輕　粉五分

右五味共研細末用香油調搽

牛角散正宗

治牛程蹇此症生於足跟及足掌內頑硬高腫疼痛不能步履此熱脚著於冷水或寒邪侵犯血脈致令氣血凝滯而成初起宜用薰烙法消之久則破裂膿水併流用此藥敷之

牛角尖燒灰　松　香　水龍骨

輕　粉各等分

右四味共研細末用牛骨髓調搽虛弱者兼服十全大補湯

附薰法

用瓦盆一隻內放新磚一塊磚上放鴿糞糞上合笊籬以脚踏在笊籬上再用滚水從旁冲入先蒸而後漬之冷即更易初起用之即消

鐵粉散

治脚跟冷疔形如棗栗起紫白泡疼痛徹骨漸生黑氣腐爛孔深時流血水臭穢經久不斂者宜用

神燈照之隨敷此藥

生鐵粉 即城砂如無用黑鉛四兩鐵杓內化開傾水中冷定取出再化以盡為度取淨末三錢

黃丹 水飛 輕粉 松香 各一錢

麝香 一分

右五味各研細共和一處再研勻將患處以葱湯洗去血水腐臭再用香油調搽患上油紙蓋上線紮

玉容散

治面上黑痣斑點

白牽牛　團粉　白斂
白細辛　甘松　白鴿糞
白芨　白蓮蕊　白芷
白朮　白殭蠶　白茯苓各一兩
荊芥　獨活　羌活各五錢
白附子　鷺鷥條白　白扁豆各一兩
防風五錢　白丁香一兩
右二十味共研細末每用少許放手心內以水調濃搽搓面上良久再以水洗面早晚日用二次

滅瘢丹

治面上雀斑瘢痕

輕粉　白附子　黃芩（微火略炒）

白芷　防風（各等分）

右五味共研細末以蜜為丸於每日洗面之時多擦數次臨睡之時又重洗面擦之不須三日自然消痕瘢滅矣

三仁散

治肺風粉刺酒皶鼻鼻頭腫面赤用此搽之

杏仁二十粒去皮瓦上焙 油核桃二枚連皮瓦上焙 大楓肉三粒

水銀三分吐津在手掌心內研成黑水

右四味共研勻搽之二三次即愈

蟬蛻散

治面部鼻臉生瘡赤風粉刺神效

生硫黃 白芷 瓜蔞仁

膩粉各五分 蟬蛻 芫青去翅足

全蝎各七枚

右七味共研細末以麻油黃蠟火上熬化離火入

藥在内每用少許塗面上勿沾眼内

光容散

治滿臉肺風酒刺用此擦之數日即去

乳香去油　沒藥去油　鉛粉各三錢

花椒五分　膠棗一枚　白菓三枚

右六味共研細末為圓清晨洗臉時擦之

杏仁無憂散

治陰蝨

水銀鉛製　輕粉　杏仁去皮尖搗膏

蘆薈　雄黃　狼毒錢各一

麝香一分

右七味除水銀杏仁膏先研篩細再入銀杏同研勻先以石菖蒲煎湯洗之用鍼挑破去蝨肉瘡津唾調搽使藥氣入肉愈不復發切忌牛犬鼈肉

狼毒膏

治腎囊風

狼毒　川椒　硫黃

檳榔　文蛤　蛇床子

大楓子　枯白礬各三錢

右八味共研細末用香油一茶鍾煎滚下公猪膽汁一枚和匀調前藥搽患處

龍骨散

治臍中出膿

龍骨煅　黄連各一錢　白礬煅

輕粉各五分

右四味共研細末乾糝臍中

鵝黄散

治痤疿瘡作癢抓之皮損隨後又疼用此撲之
菉豆粉一兩　黄柏三錢　輕粉二錢
滑石五錢
右四味共研細末以軟絹帛蘸藥撲於患上即止痛收乾
又方
薑黄一錢　當歸　苦參各五分
紅花三分
右四味用麻油一盞同藥熬枯濾去渣入研細松

香末五錢攪成嫩膏日搽二次忌發物

青囊集要卷　目録

膏藥方上

萬應膏
湧泉膏
附桂膏
軍門一笑膏
仙方膏
除溼固本膏
追風逐溼膏
阿魏保生膏
化痞膏

呂祖奇靈膏
萬應膏
紺珠膏 附製油法 附製松香法
附膏内細藥方 附䰟香散
發背對口膏
商陸膏
救苦膏
五枝膏
陽和解凝膏
洞天膏

琥珀膏

化核膏

瘰癧膏

大紅硃砂膏

紅玉膏

又方

育紅膏

紅膏藥

大紅膏

緑蠟膏

碧螺膏

黄金膏

紫金膏

極效膏

白玉膏 附洗藥方

又方

白珏膏

白膏藥

黃明膏

肥油膏

柏油膏

潤肌膏

隔紙膏

夾紙膏

松蠟膏

香油膏

銀錫膏

三油膏

當歸膏

紫玉簪膏

鷄眼膏

脚鍼膏

五苔頭草膏

青囊集要卷

南海普陀山僧心禪輯

大智

傳徒僧大延仝校

門人王學聖

膏藥方上

普救萬全膏

治一切風氣走注疼痛以及白虎歷節風鶴膝風

寒溼流注癰疽發背疔瘡瘰癧跌打損傷腹中痞

塊多年瘧母頑痰瘀血腹痛泄瀉小兒痞積女人
癥瘕諸症並貼患處咳嗽瘧疾貼背脊心第七椎
此膏取效神速倘貼後起泡出水此病氣本深盡
為藥力拔出吉兆也不必疑懼記之

藿香　檀香　白斂
生地黃　秦艽　白芨
殭蠶　白芷　苦參
細辛　丁香　肉桂
木香　露蜂房　烏藥

貝母　防風　蟬蛻
全蝎　獨活　枳殼
鼈甲　蘇木　連翹
荊芥　紅花　杏仁
桃仁　續斷　蒼朮
牛膝　川烏　牙皂
麻黄　附子　半夏
甘草　羌活　桂枝
赤芍　元參　南星

艾絨　川芎　草烏
藁本　黄芩　香附
當歸尾　五加皮　大楓子
海桐皮　蘿蔔子　白鮮皮
高良薑　威靈仙　金銀花
紫荊皮　骨碎補　海風藤
生山梔　蓖麻子各一兩五錢　大黄三兩
蛇蜕五條　蜈蚣三十五條　男子血餘三兩
鮮槐枝　鮮桃枝　鮮柳枝

鮮苦楝枝　鮮榆枝　鮮桑枝
鮮椿枝各三尺五寸　松香一百觔棱皮濾淨　百草霜十觔研細篩過
右乾藥六十六味鮮藥七味用真麻油三十觔冬浸九宿春秋七宿夏五宿分數次入鍋文武火熬至藥枯油黑滴水成珠為度濾去渣重稱每藥油十二兩下濾淨片子松香四觔同熬至滴水不散每鍋下百草霜細末六兩勿住手攪俟火候成則傾入水缸中以棒攪和成塊用兩人扯拔數次磁鉢收貯治一切風寒溼氣雜症其效如神

一法治瘍科癰疽發背等症照前藥料除去松香百草霜二味加五爪龍藤五觔此藤疏通經絡活血定痛熬成淨油一觔酌加水飛炒乾黃丹五六兩收成膏此膏統治外症未成者貼之內消已成潰穿者拔毒去腐膿淨長肉收功極其神效治溼毒諸瘡如鼓應桴

金絲萬應膏

治一切風寒溼熱手足拘攣骨節疼痛男子痞積女人血瘕及腰痛諸般疼痛結核轉筋頑癬頑瘡

積年不愈腫毒初發楊梅腫塊未破者俱貼患處
肚腹疼痛瀉痢瘧疾俱貼臍上痢白而寒者尤效
咳嗽哮喘惡心胸膈脹悶男婦面色痿黄脾胃虚
寒等症及心疼俱貼前心負重傷力渾身拘痛者
貼後心與腰眼諸疝小腸氣等症貼臍下無不應
驗神效

木香　川芎　牛膝
生地黄　細辛　白芷
枳殼　秦艽　獨活

防風　歸尾　大楓子
黃芩　南星　羌活
半夏　赤芍　貝母
杏仁　草麻子　白蘞
蒼朮　艾葉　川烏
肉桂　良薑　續斷
兩頭尖　連翹　甘草節
藁本　丁香　青皮
藿香　烏藥　荊芥

蘇木　元參　殭蠶
桃仁　黑山梔　紅花
牙皂　威靈仙　苦參
茅朮　文蛤　蟬蛻
草烏　蜂房　鼈甲
全蝎　金銀花　麻黃
白芨　大黃　青風藤各二兩
蜈蚣二條　白鮮皮　五加皮
穿山甲　降真香　骨碎補

蒼耳子各一兩　蛇蜕三兩　鮮桃枝
鮮榆枝　鮮柳枝　鮮槐枝
鮮桑枝　鮮楝枝　鮮楮枝各二尺一寸

右乾藥六十五味鮮藥七味用真麻油十二觔冬浸十宿秋七宿春五宿夏三宿用火熬以藥枯油黑為度去渣瀝淨貯磁器內另以片子松香不拘多少先下淨鍋鎔化後再加藥油每松香二觔用油四兩試水軟硬仍漉入水缸中令人抽扯色如黄金即成膏矣每製一料計膏七十觔約用銀數

兩量攤中大膏藥一萬有餘可濟數千人所費者少所濟者衆此膏功效如神屢用不爽蓋不止於百試百驗矣

秘傳太乙萬靈膏

治一切癰疽發背七十二般疙瘩三十六種疔毒無名腫毒痰核瘰癧内損骨節外傷皮肉手足麻木不仁流注疼痛膈前背後吊起刺痛等證初起貼之腫消痛止已潰者膿乾肌生功效如神

萆麻仁　蟬蛻　羌活

大蜂房　蜈蚣　敗龜版
苦參　猪皂角　元參
槐角子　青蒿　過山龍
甘草　半枝蓮　荆芥
蘄艾葉　黄芩　仙人掌
川椒　蒲公英　白蔹
龍膽草　防風　忍冬藤
白芨　生附子　大黄
石菖蒲　梔子　赤芍

獨活　何首烏　黄芪
蛇床子　桔梗　黑牽牛
漏蘆　番木鱉去殼　肉桂
大楓子　巴豆肉　地骨皮
昆布　蒼耳子　黄柏
青木香　連翹　鼠粘子
桃仁　白殭蠶　血餘
穿山甲　黄連　當歸
牛膝　蒼朮　升麻

蛇蜕　檳榔　鮮槐枝
鮮柳枝　鮮桃枝各一兩
右乾藥五十九味鮮藥三味用真麻油十觔冬浸
十日春五日秋四日夏三日入大鐵鍋内熬至烟
盡為度先去粗渣冷定用大皮紙以鍼刺眼濾去
細渣復入淨鍋内熬至黑色滴水不散稱過每油
一觔入淘過黄丹炒紫色者八兩如無黄丹用水飛細蜜陀僧末
八兩代之下丹之時以柳木棍不住手攪匀離火再下
白芷　天南星　草烏

北細辛　半夏　高良薑
川烏各一兩
右七味俱生研細末篩入膏内攪匀冷定再下後細藥
海螵蛸一兩　乳香去油　百草霜
沒藥去油　雞肫皮　血竭
象牙末　雄黄　寒水石
兒茶　白石脂　硃砂
赤石脂　輕粉各五錢　青魚膽

熊膽各三錢　甘松　三柰
潮腦　冰片　麝香
琥珀　珍珠　龍骨
水銀各二錢
右二十五味共研細末篩入攪匀傾入冷水内扯
拔換水浸三日拔去火毒然後裝入磁鉢内臨用
攤貼
呂祖紫金奪命膏
貼一切多年久不收口惡瘡結毒瘰癧冷瘤痞塊

跌打損傷骨斷兩截者

川黄連　全　蝎　穿山甲

黄　芩　川黄柏　當　歸

白　芷各二兩　赤　芍　番木鼈切片

生地黄各一兩　官　桂　海　藻各四兩

右十二味用水煎汁去渣用麻油二十二兩將藥汁入内熬盡水氣滴水成珠再下炒過飛淨黄丹十一兩攪匀成膏再入黄蠟七錢又下阿魏六錢切片糝膏藥上令其自化候微冷再下

乳香去油　沒藥去油　輕粉各六錢
麝香　血竭　硃砂
雄黃各二錢　雄鼠糞一兩五錢　燕窩底泥一兩
右九味俱乳細末入膏攪勻收貯攤貼熬膏須擇
黃道吉日忌婦人雞犬污穢等物必要焚香禮拜
齋戒熬成其藥味分兩不可加減切記

紫金膏

治風寒溼氣漏肩風諸般疼痛立止
白芷六錢　鬧羊花　三柰

大茴香 青皮 草烏

川烏 威靈仙 甘松

小茴香 大黄 獨活各七錢

乾蟾一枚 血餘三兩

右十四味用麻油四十兩同藥入鍋熬至髮化滴水成珠再下蜜陀僧細末十二兩收成膏再下松香（葱汁薑汁鳳仙花汁各煮一次研細五兩）入膏化盡攪匀傾在鉢內重湯燉化再下

潮腦七錢 青黛 桂皮各六錢

永禪室藏板

丁香 雄黃各五錢 輕粉四錢
血竭 乳香去油 沒藥去油
兒茶各三錢三分 滑石三錢 龍骨二錢五分
麝香 冰片各五分
右十四味共研細末攙入和勻收貯臨用攤貼宜攤厚些可以立刻止痛

萬應靈膏

專治跌打損傷閃腰挫氣筋骨疼痛一切瘡瘩內傷等症俱照銅人圖按穴貼之功效甚大

當歸　秦艽　羌活各五錢
虎骨二兩　防己　獨活
文蛤　白芥子　官桂
延胡索　南星　白蘚皮
小茴香　蘄艾　穿山甲
杜仲　茅朮　白芨
柳枝　蓽澄茄　海桐皮
青木香　血餘　紅豆蔻
吳茱萸　槐花　土木鼈

藁本　藿香　殭蠶
澤蘭　枇杷枝　申姜
川連　丹皮　自然銅
柴胡　鬧羊花　蘇木
良薑　風藤　草烏
蒼耳子　風茄　萆薢
荊芥　烏藥　劉寄奴
全蝎　大茴香　石菖蒲
豬牙皂　陳皮　赤芍

茜草　木瓜　威靈仙
桃枝　乾薑　麻黄
豨薟草　桑寄生　華撥
川牛膝　桑枝　川烏各三錢
薑黄二兩　茄根　紅花各一兩
桃仁六錢　桂枝五錢　生地黄一兩
右藥七十二味用麻油十觔浸七日熬枯去渣下
血丹六十兩收膏後加後細粉
松香　降香　血竭

甘松　排草　細辛
木香　乳香　桂丁
三柰　丁香　廣草各一兩
麝香五錢　肉桂　蘇合油各四兩
右十五味共為細末連合油調入攪勻用布攤貼

保元膏

主助元陽補精髓通血脈鎮玉池生子

生地黃　麥門冬　蓯蓉
熟地黃　遠志　紫霄花

菟絲子　牛膝　川斷
虎骨　番木鼈　穀精
附子　蛇床子各五錢
右十四味用麻油二十四兩熬枯濾去渣淨加檀
香四兩黃丹八兩收之入下藥粉
肉桂　鹿茸各五錢　龍骨
倭硫黃各二錢　公丁香　乳香各一錢
赤石脂二錢　蟾酥　沉香
木香　鴉片各一錢　陽起石三錢

麝香五分　黄蠟五兩

右十四味為細末離火調入攪勻每用五錢以大紅緞攤貼臍上或腰眼

萬應膏

貼内外諸證

好松香十觔　葱汁　薑汁各二觔

黄柏　生大黄　甘草

苦參各二兩　蒼朮一兩

右八味入鍋内熬至水氣盡再用真麻油三觔熬

至滴水成珠即是火候已到但須不時以竹片攪之免其注底隨用麻布一方過入水中用大缸一隻貯水大半缸臨傾膏時將缸週圍潑溼免得膏滋粘缸膏既入缸再取起揑去水頭復入淨鍋内熬化加

乳香去油研 沒藥去油研各六兩 黄蠟八兩

右三味熬化撤去火調入再下

百草霜篩細五兩 均匀篩入攪匀另用麻布一方濾入水内扯揑成團平日浸在水内臨用取起攤貼如火

候太老量加麻油少許可也

湧泉膏又名海龍膏

專治男婦下元虛損五勞七傷咳嗽痰喘氣急左癱右瘓手足麻木遍身筋骨疼痛腰脚軟弱肚腹受寒男子遺精白濁女人赤白帶下等症貼至半年步履如飛下身不甚畏冷貼至一年氣貫泥丸雖老年亦能種子可免雜症並除風溼真神方也

大海龍一對雄黑雌黃長尺餘者佳如無則用海馬亦可終不如海龍之妙

生附子一枚重一兩五錢切去蘆頭童便甘草水各浸一日洗淨零陵香

穿山甲要大片各三錢　鎖陽三錢

右五味切碎用真麻油一觔四兩將藥浸入春五夏三秋七冬十日然後用炭火熬至藥枯去淨渣將油再熬至將要滴水成珠時稱準分兩每油一觔加飛淨黄丹六兩五錢用小火熬至滴水不散用槐枝不住手攪動再下

製真陽起石末　當門子末各五錢　冬蟲夏草末

好野高麗參末　真川椒末　母丁香末各三錢

右六味為細末緩緩篩入攪極勻埋土內七日去

火毒每用膏三分攤如錢大貼兩足心十日一換不可間斷此膏五十歲内外貼之方見功效若少年無病者貼之足心作癢起疱反無益也

附桂膏

治感受風溼手足麻木筋骨疼痛等症貼之神效肚腹畏寒更妙

真麻油三觔　柏枝尖　松毛心各五觔

生附子要大者切片　肉桂研極細各半觔　黄丹

輕粉各十兩

右七味先將麻油入鍋燒滾下柏枝松毛附子次第入油鍋熬枯去渣下肉桂末再熬下黃丹鉛粉不住手攪至滴水成珠入瓦器内浸水中拔去火毒用布攤貼肚腹畏寒者貼肚臍用大張連臍眼並貼背後貼腎俞穴其餘筋骨麻木痠痛貼患處

軍門一笑膏 邵秘

專貼寒溼諸風疼痛貼骨癰疽

白芷　川萆薢　防風

甘松　罌粟殼　川羌活

三　柰　　川獨活　　藁　本
良　薑　　官　桂　　大茴香
秦　艽　　小茴香　　麻　黄
威靈仙　　川　椒各二兩　　真附子
草　烏　　天南星　　乾　薑
穿山甲　　大　黄　　鬧羊花酒拌炒
半　夏各四兩　　老　葱　　老　薑各二觔
右二十七味用麻油三觔桐油半觔入藥浸五日
熬枯去渣復入淨鍋内熬至滴水成珠再下

製松香四觔　硫黄　蜜陀僧各一觔乳細

右三味研末收之成膏俟冷定再入

廣木香五錢　乳香去油　没藥去油各三錢

右三味研細攪匀後入

潮腦一兩　麝香三錢　和匀收貯任便攤用

仙方膏經驗

此膏專治癰疽發背一切外證並貼五勞七傷筋骨疼痛跌打損傷婦人癥瘕帶下功效如神

白芷　紫荊皮　獨活

石菖蒲　赤芍各二兩　高良薑

蜈蚣　刺蝟皮　蛇蛻

蓖麻仁　鼈甲　白殭蠶

甘草　海風藤　連翹

天花粉　白芨　牛蒡子

大黃　川黃連　白蘞

當歸　千金子　血餘

金銀花　黃柏　穿山甲

防己　豬牙皂　柴胡

川貝母　桃仁　白附子

巴豆　明天麻　苦參

荆芥穗　紅花　黄芪

桔梗　黄芩　牛膝

防風　全蝎　麻黄

草烏　肉桂　烏藥

羌活　半夏　大戟

蘇木各五錢　桃枝　槐枝

桑枝　柳枝各一寸長二十四段

右五十六味用真麻油十三觔將藥入油内浸七日入銅鍋内熬至藥枯濾去渣復入淨鍋熬至滴水成珠再撤淨藥脚每油一觔下飛淨黄丹八兩為則藥成入銪鏾缸内以槐棍攪冷再入後末

血竭（四錢）　乳香（去油）　沒藥（去油各三錢三）

藿香（四錢五分）

右四味研細攪匀又下後藥

珍珠　氷片（各一錢）　沉香（四錢七分）

當門子（二錢一分）　木香　松香（各五錢四分）

檀香六錢　雄黃五錢五分　潮腦三錢

右九味研細調入攪極匀收貯臨用攤貼

除溼固本膏

貼一切風溼筋骨疼痛立刻定痛

人參另研　大熟地　黃茋

五加皮去粗皮各五錢　大附子去皮臍　當歸

尺桂如無用厚桂代之　川續斷　川牛膝各三錢

杏仁去皮尖　白芷去梢各一錢五分

右十一味用麻油一觔熬至藥枯濾清去渣將油

復入淨鍋内入人參末五錢用文火熬至滴水成
珠入炒過飛淨黄丹七兩收之傾入水内拔去火
毒磁罐密貯臨用攤貼
追風逐溼膏
治風寒暑溼相搏以致骨節疼痛筋攣不能步履
或麻木溼痺等症並效
豨薟草　川烏　天南星
羌活　萆麻子打碎　半夏
海風藤　草烏　真桂枝

麻黄各三兩　茅蒼朮　獨活

當歸　白芷　大黄各一兩

北細辛一兩

右十六味咀片用葱汁薑汁各二碗拌藥先浸一宿次日用香油半觔同藥入鍋内慢火煎至葱薑二汁將乾不爆時再下香油十觔方與藥相煎以藥枯為度細絹濾清稱過每油一觔下飛過炒透黄丹十兩為準配用再將藥油入鍋内煎滚以油熬至滴水成珠不散方下黄丹徐徐攪入其膏已

成再下研淨松香末一觔四兩再同熬化取下鍋
來以盆頓穩再下
乳香　木香　胡椒
輕粉各二兩　白芥子研四兩
右五味為細末漸入攪和極匀傾入缽內收貯旋
用熱湯頓化綾緞攤貼七日後諸病可痊百發百
中功效如神

阿魏保生膏

專治痞塊積聚凡年高之人諸病不能服藥者但

將此膏貼心口上即開胃進食功難盡述

榆枝　桑枝　桃枝

柳枝　槐枝各二十一段

右五味用真麻油二十兩浸三日熬枯再下

萆麻仁　巴豆各一百二十粒　大楓子去殼

土木鼈　番木鼈各五十枚　穿山甲炙二十片

白附子　當歸各五錢　核桃肉一觔

大黄二兩　甘草三錢　白芷五錢

右十二味同熬枯濾去渣復入淨鍋內熬至滴水

成珠下飛淨血丹八兩成膏再下

乳香去油　沒藥去油　兒茶

血竭　阿魏各五錢　冰片一錢

麝香三錢　水紅花熬膏四兩

右八味研細調入攪勻老嫩得宜磁罐密貯勿使

泄氣每用狗皮攤貼諸證如神

化痞膏　劉長隨

治腹中諸般積聚癥瘕痞塊婦人血塊並經前腹

痛男子疝氣等症

當歸尾　紅花　金銀花
三稜　白芥子　莪朮
葫蘆巴　昆布　生地黄
桃仁　血餘　大黄
熟地黄　鼈甲　穿山甲各一兩
海藻　兩頭尖　阿魏
草麻子　川烏　巴豆仁
黄連　天南星　漏蘆
大貝母　半夏　川萆薢

大戟　胡黃連　甘遂

鳳仙子　芫花　海浮石

阿膠　威靈仙　檳榔

直殭蠶　全蝎　瓜兒竭

乳香去油　甘草　金線重樓

沒藥去油各三錢　土木鼈　番木鼈

獨蒜各三十枚　蜈蚣三十條　水紅花子四兩

鮮商陸八兩　活鯽魚一尾重半觔　黃丹飛曬炒一觔半

麝香一錢

右五十二味内除乳香没藥血竭阿魏麝香五味另研細末收貯臨攤時摻膏上餘四十六味同麻油熬枯去渣濾淨再熬至滴水成珠將黄丹徐徐投入用柳木棍不住手攪匀待少冷傾入水中攪和成塊收藏用大紅布攤貼

狗皮膏

專治一切氣痰痞塊癥瘕血塊積聚腹脹疼痛等症極其神效

川連　當歸　丁香

草烏　赤芍　川烏
生地黄　蘇木　連翹
殭蠶　川芎　穿山甲
大黄　黄柏　巴豆各一兩
蜈蚣三十條
右十六味用麻油五觔熬枯去渣濾淨再熬至滴水成珠然後下黄丹鉛粉蜜陀僧各四兩黄蠟八兩收成膏再入後細末
麝香　硇砂各二錢　阿魏二兩酒化

天竺黄　輕粉各三錢　乳香去油一兩

血竭　胡黄連各五錢

右八味為細末調入膏內或攤時另加亦可用狗皮攤貼一方加桂枝黄芩白花蛇貼後能作寒熱肚痛下穢其疾即消

尅堅膏回春

專治小兒癖塊發熱成羸瘦等症

木鼈子　川烏　穿山甲

甘遂　當歸　甘草各八錢

右六味用麻油一觔熬成黑色濾去渣再慢火熬下黄丹八兩熬至滴水成珠離火再下後細藥

硇砂三錢　麝香一錢　水紅花子

皮硝　硼砂　阿魏

蘆薈各五錢

右七味為細末調入膏内攪勻攤貼先用皮硝水洗皮膚後貼癖處二三日後覺腹内作痛四五日發癢糞後下膿血穢物即其驗也

桪癖膏

治同上

桃仁四兩　白蠟四錢　生猪腦

血餘　香油二觔　桐油一觔

右六味俱下鍋内文武火熬至腦子盡濾去渣下

次黄丹十四兩熬成膏待温再下

胡黄連　白芷　紅花

蘇木　三稜　莪朮各三錢

當歸尾　硇砂各五錢　麝香一錢五分

右九味各為細末調入膏内攪匀收貯勿令泄氣

有塊先用皮硝煎洗癖處次用薑搽然後用絹帛攤貼後用鞋底炙熱熨之五七十遍覺內熱方可癖即漸消如神

神應萬騐膏

貼一切無名腫毒大瘡惡疽無論已破未破不過二三張即可收功每張用過以冷水洗去膿血仍可再貼每張量毒輕重用之俱有神效

桃枝　柳枝　杏枝

桑枝　槐枝　截作寸許長各二兩

右五味用真麻油二十四兩小炭火熬滾將枝次第入油熬枯成炭濾去渣再入

血餘男女各半洗淨油膩一兩五錢入油炸化再入

穿山甲搗碎一兩五錢入油炸枯再入

象皮剪碎五錢入油炸化再入

大梔子一百枚逐枚捻破入油內離火浸一炷香取再用微火頓一炷香再用大火炸成炭

起冷定用夏布濾去渣再入淨鍋內稱準每油二兩入炒過黃丹一兩熬至滴水成珠不散離火一刻再入後藥

真硇砂透明白亮者　血竭　兒茶各二錢

右三味乳細拌入膏内坐冷水中稍涼取起用水溼手扯捻百餘下使各藥和匀埋土内五日去火毒用時以井花冷水浸半日捻成片放布上熱湯熨化貼之

太乙膏正宗

治一切癰疽瘡瘍提膿生新神效

生地黄　土木鼈　元參

赤芍　大黄　白芷

當歸各五錢　乳香　沒藥各二錢

阿魏一錢　輕粉一錢五分　血餘一團

肉桂二錢五分　黄丹水飛六兩五錢

右十四味先將草藥入蘇油一觔浸春五日夏三日秋七日冬十日傾入鍋内文武火熬至藥枯浮起為度住火片時用布袋濾淨藥渣將鍋展淨入油鍋内下血餘再熬以柳枝挑看俟血餘熬枯浮起方算熬熟每淨油一觔下炒過黄丹六兩五錢徐徐投入不住手攪候鍋内先發青烟後起白烟

疊疊升起其膏已成將膏滴入水中試看軟硬適
中移下鍋來方下阿魏散膏面上化過次下乳香
沒藥輕粉末攪勻傾入水內以柳木棍攪成一塊
任攤貼肺癰腸癰即以此膏為丸服之並效

神仙太乙膏

治癰疽及一切惡毒不問年月深淺已未成膿蛇
虎蜈蚣蠍螫犬咬湯火刀斧砍傷皆可內服外貼
血氣不通用膏作小丸溫酒送下數丸赤白帶下
當歸酒下喉痺纏喉風並用新綿裹膏藥置口中

含化一切風赤眼用膏捏作小餅貼太陽穴後以

山梔湯送下跌打損傷外貼內服橘皮湯下腰膝

痛者外貼內服用鹽湯下唾血者桑白皮湯送下

每服一丸如櫻桃大蛤粉爲衣其膏可救十年不

壞愈久愈神

元參　川大黃　白芷

肉桂　當歸　赤芍

生地黃各一兩

右七味剉碎用麻油二觔浸春五夏三秋七冬十

日油熬黑色濾去渣入黄丹一觔青柳枝不住手
攪滴水成珠爲度傾入磁器中掘窖埋土中出火
毒三日任用
仙傳奪命膏邵秘
治發背對口一切腫毒即日見效揭下再貼一人
又能消去
驢蹄一枚　大鯽魚　商陸一觔
山羊角三枚　芫花　土木鼈
白芨　番木鼈　大戟

露蜂房　白蘞　紅花
元參　蘇木　桃仁
蛇蛻各一兩　當歸尾　黃牛角䚡
巴豆肉　乾蟾皮　猪懸蹄甲
南星　半夏　穿山甲
大黃各三兩　萆麻仁　蒼耳嫩頭各四兩
金線弔蝦蟇一枚
右二十八味用真麻油四觔熬枯去渣濾淨再熬
至滴水成珠為度每藥油一觔入炒鉛粉八兩收

成膏再下後細藥

乳香去油　沒藥去油　麝香

芸香　輕粉錢各三

右五味各為細末調入膏内攪匀磁鉢收貯勿使

泄氣

一腫毒未破者用敷腫毒末藥糝膏上貼之

一痞塊用鍼刺患上三鍼如品字様外用阿魏蜈

蚣穿山甲麝香各等分研為細末只稱一分糝於

鍼眼内餘者糝膏上貼之

一風氣用鬧羊花五錢燒酒拌曬乾三次再炒脆為末麝香三分乳勻糝膏上貼之

雲台膏駢文此膏通治外症

通治發背搭手對口髮疽頸核乳癰乳紅腫熱痛者屬陽症用清陽膏皮色不變氣滯者屬陰症用金仙膏陰寒重症者用散陰膏肚癰腰癰一切無名腫毒附骨流注與惡毒頑瘡蛇犬咬傷等症均貼患處疔毒粘拔疔黄丸貼

大黄五兩　番木鼈三兩　元參

生地黄　忍冬藤　甘草節

薄荷　象貝母　樸硝各二兩

黃芪　當歸各一兩六錢　茅朮

羌活　獨活　防風

連翹　香附　烏藥

陳皮　青皮　天花粉

川芎　白芷　黑山梔

赤芍　杏仁　桃仁

草烏　川烏　生南星

生半夏　川黃柏　川連

細辛　五倍子　殭蠶
穿山甲　蜈蚣　全蝎
露蜂房有子者佳　黄芩　蟬蜕
蛇蜕　乾地龍　蟾皮
牡蠣　皂角　紅花
萆麻仁各一兩　血餘二兩四錢　蜘蛛七枚
川椒一兩　生薑　葱白
蒜頭各四兩　槐枝　柳枝
桑枝各八兩　蒼耳草全株　鳳仙草全株

紫蘇　紫地丁　益母草鮮一觔乾二兩

石菖蒲二兩

右乾藥五十二味鮮藥十二味共用真麻油三十觔分兩起熬枯去渣濾淨再併熬至滴水不散再下每淨油一觔配炒透黃丹七兩徐徐投入用柳木棍不住手攪膏成再下後細藥

鉛粉炒一觔　松香八兩　金陀僧

陳石灰炒　黃蠟各四兩　銅綠

枯礬　生礬　銀硃

掃盆粉　雄黃　乳香
没藥　官桂　丁香
樟腦　蘇合油各一兩　白芥子五錢
木香一兩以上各研細末　牛膠四兩酒蒸化
右二十味先下牛膠次下合油攪勻然後再下各細末攪極勻以一滴試之不爆為度再攪千餘遍熬膏總以老嫩適中合用為貴臨時攤貼再加麝香少許更妙孕婦忌貼
按此膏寒熱攻補並用初起能消已成能潰提毒

毒盡自斂不必服藥亦不假刀鍼升降丹藥等物始終只此一膏極為簡便神速重症外加烏龍錠敷藥龍虎散搽藥助之已驗過數萬人無不愈者且能定痛可以眠食如故元氣不傷虛人不服補藥亦能收功

陰陽至聖膏 岐天師

治陰陽癰疽大毒

金銀花一觔 人參 茜草根各五錢

生地黃八兩 牡丹皮 牛膝

生甘草　荊芥各一兩　元參五兩

當歸　麥門冬　黃芪各三兩

川芎二兩

右十三味用真麻油五斤煎數沸將渣濾淨再熬至滴水成珠再下後細藥

廣木香　沒藥　乳香

血竭各一兩　象皮五錢　麝香一錢

黃丹水飛去砂炒二斤

右七味各研細末先下黃丹次下各細藥入油中

少熬攪極匀以磁罐密貯勿令泄氣每發背用膏

一兩攤一張其餘量瘡大小用之

吕祖奇靈膏

治一切癰疽腫毒諸般疼痛臁瘡頑癬血風外證

巴豆肉　血餘　蓖麻仁

葱白　蒼耳子　穿山甲炒各四兩

天南星　半夏　川烏

當歸　草烏　生地黄

番木鼈　金銀花各二兩　老生薑

蜈蚣二十條　全蝎四十九枚　乾蟾一枚
大鯽魚一觔去腸切碎　肉桂一兩
右二十味用真麻油五觔浸七日下鍋熬枯去渣濾淨再熬至滴水成珠入鉛粉收成膏攤貼可以生肌收口一人口邊生僵風貼三五日全愈又可治瘤

萬應膏

此膏治一切癰疽發背對口諸瘡痰核流注等毒貼之甚效

川烏　草烏　生地黃
白斂　白芨　象皮
官桂　白芷　當歸
赤芍　羌活　苦參
土木鼈　穿山甲　烏藥
甘草　獨活　元參
定粉　大黃各五錢

右十九味定粉在外用淨麻油五觔將藥浸入油內春五夏三秋七冬十候日數已足入潔淨大鍋

内慢火熬至藥枯浮起為度住火片時用布袋濾

去渣將油稱準每油一觔配定粉半觔用桃柳枝

不時攪之以黑如漆亮如鏡為度滴水成珠收貯

磁鉢臨用以薄紙攤貼

紺珠膏

此膏治一切癰疽腫毒流注頑臁風寒溼痹瘰癧

乳癰痰核血風等瘡及頭痛牙疼腰腿痛等證悉

驗如神

製麻油四兩　製松香一觔

右將麻油煎滚入松香文火鎔化柳枝攪候化盡
離火下細藥末二兩三錢攪匀即傾於水内拔扯
數十次易水浸之聽用
一瘀血腫毒瘰癧等證但未破者再加麵香散隨
膏之大小患之輕重每加五釐至一二分為率
一毒深膿未盡及頑瘡對口等證雖潰必用此膏
獲效
一未破者貼之勿揭揭則作癢痛亦勿揭能速於
成膿若在平處者用紙攤貼患在灣轉動處者用

絹帛攤貼

一臁瘡及臀腿寒溼等瘡先用茶清入白礬少許

洗淨貼之見效

一頭痛貼太陽穴牙痛塞牙縫内

一内癰等證可作丸用蛤粉為衣如梧子大送下

數丸

一便毒痰核多加麩香散如膿瘡再加銅青如蟺

拱頭癬毒貼之亦效

附製油法

每麻油一觔用當歸木鼈子肉知母細辛白芷巴豆肉文蛤打碎山茨菇打碎紅芽大戟續斷各一兩槐枝柳枝各二十八寸入油鍋内浸二十一日煎枯去渣取油聽用查朝鮮琥珀膏多續隨子此方宜加之

附製松香法

擇片子淨嫩松香為末十觔取槐柳桃桑芙蓉等五樣枝各五觔剉碎用大鍋水煎濃汁濾淨再煮一次各收之各分五分每用初次汁一分煎滾入

松香末二觔以柳槐枝攪之煎至松香沉下水底為度即傾入二次汁内乘熱拔扯數十次以不斷為佳候温作餅收之餘香如法

附膏内細藥方

乳香　沒藥各五錢　明雄黄四錢

血竭五錢　麝香一錢　輕粉二錢

右六味各研細末加入膏内用

附䰣香散

乳香　沒藥　血竭各等分

阿魏　麝香各減半

右五味各研細末磁瓶盛貯聽

發背對口膏楊廷陞五金膏

初起自消已成即潰

番木鱉水浸刮去毛　土木鱉去殼　萆麻仁去殼各兩四錢

右三味用清油一觔浸春五日夏三日秋七日冬十日文武火熬焦色濾清復入鍋內熬至滴水成珠用蜜陀僧六兩研細收膏再加金箔四十九頁剔入膏內用柳枝攪勻稍待用磁器置水將膏傾入水

內如用時盛杓內化開攤貼愈陳愈妙

商陸膏

治一切瘡毒消腫止痛化毒生肌

商陸六兩　牛蒡子　防風

金銀花　荊芥　當歸尾

連翹　赤芍　紅花

茅蒼朮　甘草各五錢

右十一味用麻油二觔熬枯去渣用蜜陀僧一觔

收成膏用

救苦膏

治癰疽初起即消已成即潰已潰即斂實有消腫定痛之效須擇吉日虔誠修合

生　薑　大蒜頭　槐　枝向陽者各一觔

葱　白半觔　花　椒去目二兩

右五味用麻油四觔文武火熬枯濾去渣再熬以桃柳枝不住手攪至滴水成珠再下飛淨黄丹二觔攪匀候冷取起攤貼

五枝膏

貼瘡毒兼治風氣痛

桃枝　柳枝　槐枝

桑枝　棗枝各十寸　銀鍏四兩

右六味用麻油二十四兩將藥熬枯去渣濾淨再熬至滴水成珠為度以飛淨黄丹八兩收之攤貼患處如作癢起泡即可揭去凡已潰者切不可貼

陽和解凝膏

治一切已破陰疽惡毒效若仙丹萬金難得不可輕視並治瘧疾凍瘡皆驗

鮮牛蒡子連根葉梗三觔 鮮白鳳仙連花梗四兩

右二味用麻油十觔熬枯去渣聽用

附子 桂枝 大黃

當歸 肉桂 官桂

草烏 川烏 地龍

殭蠶 赤芍 白芷

白蘞 白芨各二錢 川芎四兩

續斷 防風 荊芥

五靈脂 木香 香圓

陳皮各一兩

右二十二味共入油熬枯濾去渣過夜油冷稱過觔兩每油一觔加炒透黃丹七兩攪勻文火慢熬至滴水成珠越老越好以油鍋移放冷處再下製過乳香沒藥末各二兩蘇合油四兩麝香一兩研細入膏攪和半月後攤貼一應爛潰陰疽神效凍瘡貼一夜全消潰者三張全愈瘰癧貼背心此方惟麝香最貴如無力製配熬膏時不用俟用膏時每張加麝香數釐貼之亦可

洞天膏

治一切紅腫熱毒癰瘤其效如神此林屋山人經驗方也

血餘一觔要壯年者用菜油三觔入鍋熬至髮枯去渣濾淨聽用

牛蒡草要活者　鮮菊花連根葉　蒼耳草要活者連根

金銀藤要活者　馬鞭草鮮者　仙人草各一觔

右六味如各草難尋即少一二樣亦可共用菜油十兩熬至草枯濾淨渣再加

白芷　甘草　五靈脂
當歸略各八兩
右四味入鍋熬至藥枯瀝去渣俟油冷將前熬血餘油合共稱過觔兩每油一觔配炒透黄丹七兩入油内攪匀再熬至滴水成珠以不粘指為度離火冷透收貯聽用
洞天嫩膏
治瘰腮及小兒遊風丹毒並治紅腫癰癤初起尚未作膿者均極效驗

其藥照前製法每觔油內入炒透黃丹四兩熬黑妝起不必熬至滴水成珠以嫩為佳太稠則不嫩也記之

蝦蟇膏

治一切無名腫毒大小瘡癤或腿腫溼氣俱貼患處並治大人小兒食積痞塊疳疾身瘦肚大俱貼肚臍上痞塊貼患處百發百中其效如神瘡毒無論已成未成屢試俱驗

大癩蝦蟇一枚癩多者佳小則二枚要數月前預先取陰乾眼紅腹無八字紋者不可用

鮮槐枝青肥嫩者三尺三寸　鉛粉四兩臨用曬乾過篩　真麻油十兩

右四味先將麻油熬滚即下蝦蟇熬枯將渣撈起必要撈淨不然貼之作痛次下槐枝煎枯亦須瀝淨然後下鉛粉用大槐枝二根順攪微火慢熬俟滴水成珠為度取起用磁器收貯臨用攤貼若瘡毒痛甚不及熬膏即剥取癩蝦蟇皮不用足皮貼上皮自粘緊即能拔膿生肌止痛不必揭動聽其自落此簡便法也然終不如熬膏之妙愈後永遠戒食蝦蟇熬膏擇五月五日午時配合最妙平時亦可

蜈蚣膏

治一切已破無名惡毒無論久近輕重貼之數日即能拔毒生肌有起死回生之妙並治毒蛇瘋犬及百蟲咬傷俱極神效

大蜈蚣四五寸長者八條小者須用二十條　土木鼈子二十四枚

右二味用真小磨麻油一觔浸三日然後用文武火熬起清烟將渣撈淨不淨貼之作痛加入黃丹四兩以柳枝不住手攪動熬至滴水成珠用磁罐收貯浸冷水中數日拔去火毒用時以布攤貼

陀僧膏

此膏專貼諸般惡瘡流注瘰癧跌損破金刀悞傷等證用之神效

蜜陀僧二十兩研末　赤芍二兩　全當歸一兩

乳香去油五錢研　沒藥去油研　血竭研

孩兒茶研各五錢　赤石脂研二兩　苦參四兩

百草霜二兩篩研　銀黝一兩　川大黃半斤

桐油二斤　香油一斤

右十四味先將赤芍當歸苦參大黃入油內煠枯

去渣漉淨再熬至滴水不散再下陀僧末用槐柳
枝攪至滴水將欲成珠將百草霜細細篩入攪勻
再將諸藥及銀黝篩入攪極勻傾入水盆內衆手
扯千餘下再收入磁盆內常以水浸之臨用攤貼

亞聖膏

此膏治一切破爛諸瘡並楊梅結毒貼之甚效
象皮一兩　驢甲一塊即懸蹄　鷄子清三枚
木鼈子七枚　蛇蜕二錢　蟬蜕四錢
血餘三錢　穿山甲六錢　槐枝

榆枝　艾枝　柳枝

桑枝各二十一寸　黄丹　黄蠟

右十五味用麻油三觔浸七日熬枯濾淨渣稱過每淨油一觔入黄丹七兩煎成膏再入黄蠟五錢化勻再加血竭五錢兒茶三錢乳香沒藥各三錢煅牡蠣五靈脂各五錢入膏内攪勻出火氣攤貼

絳珠膏

此膏治潰瘍諸毒用之去腐定痛生肌甚效

大蔴子去殼八十一粒　鷄子黄十枚　蔴油十兩

血餘五錢　黄丹水飛二兩　白蠟三兩
血竭　輕粉　乳香
沒藥　兒茶各三錢　硃砂
冰片各一錢　麝香五分　珍珠二錢以上各研
右十五味將蔴煠血餘至焦枯加蔴子肉鷄子黄再煠枯去渣瀝清先入蠟候化離火少時入黄丹攪匀然後再下各細藥和匀收貯攤貼

硇砂巴膏

此膏貼一切癰疽發背惡瘡化腐生肌甚效

象皮　穿山甲各六錢　山梔子八十枚

血餘一兩二錢　血竭六錢另研細末　兒茶二錢另研細末

黄丹水飛淨　硇砂三錢另研極細　桑枝

槐枝　桃枝　柳枝

杏枝各五十寸

右十三味用香油四觔先將桑槐柳桃杏五枝煠枯撈出次入象皮穿山甲血餘煠化再入山梔子煠枯用絹濾清藥渣將油復入鍋内煎滚離火少待每淨油一觔入黄丹六兩攪勻再用文火熬至

滴水成珠將鍋取起再入血竭兒茶硇砂等末攪融用涼水一盆將膏藥傾入水內用手扯藥千餘遍換水數次拔去火氣磁罐收貯用時不宜見火須以銀杓盛之重湯炖化薄紙攤貼

金鳳化痰膏

治溼痰流注堅硬不消用此貼之

鳳仙花一棒去蒂研末　葱白汁一茶鍾　好米醋一茶鍾

廣膠三錢切如米粒大入葱白汁內浸一宿　人中白八錢煆存性研

右五味先將葱汁米醋廣膠投入鍋內熬化次下

鳳仙花末熬成膏再入人中白末將鍋離火不時攪匀用時以重湯炖化量瘡皂之大小薄紙攤貼候膏自落再換新膏

玉容膏

治諸惡瘡久不收口以及臁瘡

敗龜版一兩　胎髮　猪毛

羊毛　雞毛　鵞毛各四兩

牛油　猪板油　桐油各二兩

黄丹八兩飛炒　麻油一觔

右十一味同油熬枯瀝去渣以丹收膏攤貼

琥珀膏

治瘰癧及腋下初如梅李結腫硬強漸若連珠不消不潰或潰膿水不絕經久不瘥漸成漏症

琥珀一兩　廣木香　丁香各一錢

桂心　硃砂　松香以上研細末

當歸　木通　防風

木鼈子淨肉　萆麻仁　白芷各五錢咀片

右十二味除琥珀木香丁香桂心硃砂松香六味

餘六味用蘇油二觔二兩浸七日入鍋内慢火熬至焦黄為度用絹濾淨渣徐下飛過炒透黄丹四兩以柳枝不住手攪候至膏成滴入水中軟硬得中撥下鍋來以盆頓穩攪至烟盡方下各細藥攪匀磁器盛之臨用取少許攤貼

化核膏

治瘰癧結核惡核貼之内消但毒根不除必服内消丸藥方能除根

壁虎十四條　蜘蛛二十八枚　蝸牛三十六枚

右三味用菜油四觔入鍋熬枯浮於油面撈出再入後藥

鮮首烏藤葉　甘菊梗　薄荷

牛蒡草　蒼耳草各八兩

右五味以武火熬至草枯去渣俟油冷再入

連翹　元參　苦參

白蘞　白芥子　殭蠶

水紅子仁　大黄　荊芥

防風各四兩

右十味浸一宿熬至各藥黑枯漉淨渣加製木鼈油半觔秤過觔兩每淨油一觔配炒透黃丹七兩緩緩投入隨投隨攪攪極勻文火再熬熬至滴水成珠膏不粘指為度再加入

丁香油　麝　香各二錢　蘇合油一兩

右三味調入膏內攪勻退火氣用大紅布攤貼之

瘰癧膏

此膏專治瘰癧未成者消已成者潰已潰者斂始終可用

金線重樓　金線吊蝦蟇　蓖麻仁
商陸各四兩　天南星　半夏
露蜂房　防風　蛇蜕各二兩
大黄　土木鼈　穿山甲
番木鼈　射干　川烏
草烏　枳殼　當歸
紅花　白芷　殭蠶
紫花地丁　紫背天葵各一兩　活雄鼠大者
乾蟾各一隻　芫花一兩五錢　巴豆肉

急性子各五錢　鯽魚四尾

右二十九味用麻油三觔浸七日熬枯去渣復入淨鍋内熬至滴水成珠稱熟油一觔入銀硃八兩收之成膏再下淨黄蠟八兩再入後細藥

乳香去油　沒藥去油　血竭

兒茶各五錢　麝香二錢　潮腦二兩

右六味各研細末投入膏内攪匀收貯攤宜厚些

速效如神

大紅硃砂膏

專治疔瘡癰毒對口發背一切無名惡毒貼之應驗如神

松香四兩葱白製　麝香三分　冰片三分

樟腦　蓽麻霜各一兩　硃砂漂淨八錢

乳香製一錢　沒藥製一錢

右八味稱準共研細末放入磁器大蓋碗內用參皮紙封糊其口隔水燉煉三炷香為度調勻不可見火用時隔水燉化一方加巴豆霜二錢

紅玉膏濟生

治癰疽瘰癧乳癰等證

乳香另研　沒藥另研各二兩　萆麻仁四百粒

木鼈子去殼二兩四錢　當歸四兩　血餘五錢

兒茶　血竭　白蠟

黃蠟各一錢　嫩楊枝一兩打碎　黃丹飛淨四兩

芸香白嫩者一觔四兩　真麻油八兩

右十四味先將麻油同楊枝當歸血餘熬數滾絞去渣將油同芸香萆麻木鼈熬熟絞去渣入黃白蠟將成膏再入黃丹離火下乳沒兒竭末攪勻成

膏臨用攤貼

又方

治一切癰疽瘡毒疔瘡拔毒去膿

蛇蛻 蜈蚣各一條 血餘洗去油垢

黃蠟各二兩 香油四兩

右五味同熬濾清用黃丹收膏再下黃蠟鎔化攤

貼

育紅膏

治腫毒瘡癤

老松香四錢　潮腦一錢　輕粉八分
銀硃七分　銅緑　氷片各一分五釐
麝香一分　萆麻仁二錢夏月只用一錢六分
右八味共研細重湯燉化忌見火任攤貼

紅膏藥

治左癱右瘓筋骨疼痛漏肩風跌打損傷等症

松香五觔童便浸三個月取出曬乾如不能三個月可將松香鎔化傾入童便内取出又鎔化傾童便内如此九次再换水煮過用之

第一次用葱汁三碗入鍋内將松香化開入麻油四兩攪匀傾入水盆内以手扯拔取起

第二次用薑汁三碗入鍋內將松香化開入麻油二兩攪勻傾入水盆內以手扯拔取起

第三次用菉豆煮汁二碗入鍋內將松香化開入麻油二兩攪勻傾入水內以手扯拔取起

第四次用火酒一觔入鍋內將松香化開入麻油二兩攪勻傾入水盆內以手扯拔取起

第五次用好醋一觔入鍋內將松香化開入麻油二兩攪勻傾入水盆內以手扯拔取起

第六次用蒼朮開陽花川烏草烏首烏天南星半夏各二兩水二十碗煎汁五六碗入鍋內將松香化開入麻油四兩攪勻傾入水盆內以手扯拔取起

第七次復將松香入淨鍋內鎔化俟各汁收乾為度然後下自煆礬紅細末四兩攪勻成膏入鉢封固臨用攤貼

大紅膏

治瘰癧痰核結塊不分新久但未穿破者並效

乳　香去油　輕　粉各二錢　銀　硃

血　竭　潮　腦　硝　石各三兩

天南星二兩　石　灰一兩用大黃三錢切片同炒石灰紅色去大黃

右八味為細末陳米醋熬稠調藥敷核上三日一換敷後皮嫩微損者另換紫霞膏貼之其核自消

神效千槌膏

專貼瘡瘍疔毒初起貼之即消治瘰癧連根拔出大人臁瘡小兒蟺拱頭等證並效

土木鼈去殼五枚　銅綠一錢研細　嫩松香製淨四兩
萆麻子去殼七錢　巴豆肉五粒　杏仁去皮一錢
乳　香製　沒　藥製各二錢
右八味合一處入石臼内搗三千餘下即成膏取起浸涼水中用時隨瘡大小用手捻成薄片貼瘡上用絹蓋之

又方

治諸瘡毒癰疽初起貼之自消將潰貼之毒從毛竅中出不致穿潰其效如神

杏仁　蓖麻仁各四十九粒　琥珀燈心同研

冰片各三分　珍珠豆腐包煮　麒麟竭

當門子　乳香去油　沒藥去油

銅綠　黄丹　龍骨

輕粉各六分　水安息元眼肉大三塊　松香入鍋內小火化開用麻布濾去渣冷定用豆腐水煮數次再用菉豆湯煮三次又用葱韭薑汁各一鍾煮乾研細末八錢

右十五味先將杏仁蓖麻擣如泥次將各藥細末逐漸加入槌千餘下用大紅緞攤貼忌見火若內覺有膿未熟恐穿潰難於收功可加木鼈子七枚去殼

黑驢蹄研細五分於膏內即能隔皮取膿

又方

主化毒生肌

羌活　獨活　白芷

細辛　龜版　血餘

防風　當歸　全蝎

蜈蚣各三錢

右十味用麻油一觔浸一日煎時以柳枝頻攪藥枯去渣再熬至滴水成珠然後下東丹水飛炒透八兩白

蠟兒茶各二錢離火片時下麝香五分不可過多

臨用攤貼

又方

治頑瘡久不收口

輕粉　銀硃　鉛粉各等分

右三味同健猪脊髓千槌成膏攤隔紙膏貼

又方

治血風瘡由腎臟虛寒風熱毒氣流注兩腿而發

水銀　當歸各五錢　川芎

貝母各二錢五分　乳香　沒藥各五錢
黃丹二兩五錢　真麻油五兩
右八味除黃丹水銀外先將各藥同麻油熬至黑色去渣再下黃丹水銀又煎黑色用桃柳枝攪成膏油紙攤貼

碧玉膏

治癰疽發背瘰癧馬刀乳癰乳巖流火流注腫塊風毒橫痃痔漏囊癰冬瓜癰貼骨疽一切腰背臀腿毒癤多骨疽蟮拱頭脚隱漏蹄等證

萆麻仁去皮尖搗　杏仁去皮各四十九粒搗　片松香五觔研細篩過

銅綠二兩七錢用水一碗將銅綠研細投入水中攪勻

右四味用真麻油十二兩入鍋內熬滾次下萆麻仁杏仁熬至藥枯以夏布濾去渣將油復入淨鍋內用文武火熬至滴水成珠徐徐投入松香末用桃槐枝不住手攪勻傾入磁盆內候膏將凝然後入銅綠水於膏內仍不住手攪勻然後加水浸之用手揉扯以去火毒另用磁罐或銅杓盛貯數月後用熱湯燉化攤貼此膏活血止痛拔毒消腫斂

毒透膿去腐生新

翠玉膏

治軟膿癤膿水逗流愈而復發

明松香四兩　銅綠二兩　猔猪膽三枚

麻油三錢

右四味先將松香熔化入油令沸再下膽汁銅綠攪匀入水中以手扯拔去火毒磁盒收貯用緋光絹量瘡大小攤貼不必更換聽其自落

綠膏藥又名紫霞膏

治諸色頑瘡溼痰溼氣並新久杖傷一切無名腫毒未成即消已成即破已破即愈又瘍子即瘰癧初起未成者貼之自消已成未破者貼之自破已破其根核尚存者貼之核自拔出其效如神

銅綠　真麻油各四兩　松香一觔入葱管內煮兩日夜取放冷水中扯拔數百下再煮一個時辰不放葱放冷水中扯拔百餘下再煮再扯七次為度

右三味先將麻油熬起清烟加入松香熬至將要成膏再加銅綠熬至滴水成珠用罐收貯浸水中拔去火毒用時薄攤紙上加冰片二三釐研極細

糁膏上貼之不細貼之作痛

緑雲膏

治鱓拱頭時發時愈者並治疔瘡已破膿尚未盡

及一切無名腫毒貼之立能拔膿散毒消腫止痛

屢試如神

真麻油三兩以萆麻子四十九粒入麻油内熬枯去萆麻子不用要漉淨渣不淨貼之作痛

製松香八兩照緑膏藥製法　豬膽汁三枚要大　銅緑二兩研細

右四味先將松香放銅鍋内火上鎔化再下各藥

熬匀搗千餘下烘融放水中用手扯拔百餘遍愈

拔其色愈緑收瓦鉢内用時以油紙攤貼若治鱔
拱頭毒用細布攤貼一次全愈不必再換此毒夕
屬陰症膏内所用猪膽似不相宜而用之屢著神
效或不盡為陰症也

緑蠟膏

治已破一切無名腫毒日久不愈者敷之數日即
能生肌收功百發百中

黄蠟六錢　白蠟四錢　銅緑五錢

真麻油二兩

右四味先將麻油熬至滴水成珠再將各藥加入攪勻熬一二滾用罐收貯浸水中拔去火毒用紙攤貼少刻膿粘滿紙起去再換日換數次自愈

碧螺膏

此膏治下部溼瘡疥癬并結毒痰串癧瘡

松香取白嫩者佳為末篩過用銅盆以猪油遍搽之入水至滾入香不住手攪之以香沉底為度即傾冷水中投扯百十次以不斷為度

右將麻油煎滴水成珠入松香一觔文火鎔化看老嫩取起離火住滾徐徐入糠青膽礬各淨末五

錢以柳枝左攪匀為度如老加熟猪油二三錢用

綠紙薄攤貼之

黄金膏

治諸瘡不斂拔毒生肌亦治臁瘡

猪板油四兩　乳　香去油　沒　藥去油各二錢

右三味熬枯去渣加黄蠟白蠟各一兩鎔化再下

黄柏細末五錢攪匀候冷加氷片一錢成膏攤貼

紫金膏

治一切無名腫毒惡瘡兼治風溼流火小兒痘毒

宜擇端午七夕重陽天醫天德月德日配合

明松香四兩夏用紅者冬用白者秋用紅白各半以火熬滚入水内扯拔百十下研末若貼痘毒

松香用黄豆浸水入鍋内候煮化待温照上扯拔研細末四兩　萆麻仁二兩研細放細篩羅底上用穿山甲往來刮之取羅下者用之其上面粗者去之　輕粉五錢

銀硃　銅　綠各二錢五分

右五味製畢用猪油去衣膜淨拌藥放青石上用鐵鎚搗數千下取起盛磁鉢内用時攤油紙上貼之凡貼毒將膏中剪一孔露頂透氣能貼多年痘毒若貼流火竟貼頂上不必剪孔

極效膏

治臁瘡血風瘡極效

川烏　草烏　元參

大黄　生地黄　杏仁

當歸　赤芍　金銀花

白芷各一兩二錢

右十味用麻油一觔四兩浸藥七日慢火熬枯去

渣再入

桃枝　柳枝　槐枝

桑枝　榆枝各十寸

右五味熬枯去渣復熬至滴水成珠為度再加

銀硃一兩　銅綠八錢　水粉四兩

右三味入油攪勻熬黑再加

黃蠟　白蠟各一兩

右二味化勻調入再加松香收之老嫩得宜入水

扯拔出火毒然後任攤貼

白玉膏

專治陳年爛腿臁瘡神效

乳香製　沒藥　兒茶

血竭各九錢　銅青　白蠟

甘草煎水各一兩　松香葱薑水製　黄蠟各一兩五錢

鉛粉十二兩　雄豬油一觔

右十一味先將生甘草煎水熬豬油去渣再入末藥和匀後用鉛粉收膏陳久攤貼

附洗藥方

白附子　乾艾葉各三錢　白鮮皮六錢

銀花　生甘草各四錢　葱白頭五枚

右六味共煎湯每日薰透再洗拭乾

白玉膏

治痏瘡一切瘡毒

白芷　爐甘石煅　甘松

當歸尾　乳香去油　五靈脂

三柰　北細辛　樟冰各五錢

沒藥去油　象皮　白蠟各三錢

松香　冰片　麝香各一錢

鉛粉十三兩

右十六味先將麻油二觔熬至烟起離火入白蠟松香又熬不住手攪看有大泡便將鉛粉陸續投下但滾即取起稍停又入火如此數次見有菊花紋小泡便入前諸藥末仍取起滴水成珠時入氷麝攪勻待凝定傾水兩三盞入罐收貯攤貼

白玨膏

治臁瘡痏溼瘡神效

銀粉　蜜陀僧　黄蠟各二兩

乳香去油　沒藥去油　象皮

白蠟各五錢　輕粉四錢
右八味除黃白蠟不研餘俱另研細末聽用以真
桐油一觔放鍋內熬滚去沫油清入蜜陀僧末攪
匀取起入二蠟熔化攪匀待油稍温方入乳沒象
輕末攪三百餘遍以大綿紙攤上陰乾隨瘡大小
圓長剪貼初貼時瘡中毒水流出膏藥變黑再換
新者貼之

白膏藥

治一切無名腫毒並小兒胎毒黃水溼瘡功能拔

毒生肌屢試神驗凡溼瘡無皮紅肉現露日久不愈者更效

頂上蘆甘石以輕能浮水面者佳炭火内燒三五炷香久研末攤地上一日冷透火氣用生豬板油和勻搗融攤貼

白油膏

治臁瘡數十年不愈者數日即可收功捷如影響並治禿頭瘡坐板瘡及一切年久溼熱諸瘡膿血不止久不收口等症此方百發百中神妙非常乃臁瘡第一方也

真桐油三兩　防風　白芷各一錢五分
右三味放油內浸一夜入鐵器內慢火熬枯去藥
瀝淨渣將油再熬俟欲開時用雞子一枚去殼放
油內炸至深黃色去蛋不用再將油用火慢熬俟
油色極明能照見人鬚眉入白蠟六分黃蠟四分
鎔化趕緊用竹紙十餘張乘熱浸入油內一張一
放一起冷透火氣須張張隔開風前吹透若放在
一處雖數日火氣難退貼上毒氣內逼難以收功
視瘡大小裁紙貼上頃刻膿粘滿紙棄去再換一

日換十餘次數日膿盡肉滿生肌膿盡後不貼亦可生肌膿多者黄蠟六分白蠟五分不生肌者白蠟六分黄蠟五分不得稍有增減

白玉夾紙膏

專治夾棍杖傷及刀斧槍棒所傷為效甚速

麻　油四兩熬至滴水成珠離火加入

製松香五錢　黄　蠟　白　臘各二錢五分

再熬去烟沫用絹瀝清再加入

輕　粉一兩　氷　片　麝　香各三分

隨攪隨加攪極勻再加雞子白一枚再攪勻磁瓶收貯以蠟封口勿使泄氣臨用視傷處長濶加一倍用油紙攤一面餘一面以鍼刺眼折轉以有眼一面貼患處用絹或軟布綁縛

豬膽膏

專治一切疔瘡癰腫惡毒應驗如神

松香一兩四錢葱薑　真廣膠二兩二錢　明乳香一兩四錢去油

老薑汁　大葱汁各六兩　明沒藥去油一兩四錢

豬苦膽一百枚取汁

右七味各研末和葱薑汁拌匀再加廣膠儘曬逐日加猪膽汁以竹簽挑破擠汁日曬夜露成膏三伏時製勿見鐵器忌火隔水燉化用元色綢綾捫青布攤膏不用油紙白疽忌用

救苦靈膏

此係內府秘方專治男婦內外臁瘡血風蟻窠脚上一切溼毒諸瘡不拘近遠貼之無不應效如神

蘆甘石製四兩　黃蠟　白蠟各十兩

蜜陀僧研細一兩　花椒去莖淨一兩五錢

右五味用麻油三觔煎滚將花椒放下熬黑撈去渣候油熬至滴水成珠不散為度再將黄白蠟下次入甘石陀僧調匀成膏用頂好麥皮紙裁長八寸濶三寸鍋面拖之涼乾收用愈陳愈妙

附製甘石法

黄連　黄芩　黄柏各五錢

右三味用水一碗煎汁將甘石四兩用炭火煅紅淬入汁内再煅再淬數次以藥汁盡為度研細水飛去砂脚

鯽魚膏

治一切無名腫毒未成即消已成拔毒提膿並治膿窠瘡癤

大蝦蟇七隻　活鯽魚七尾　萆麻仁十二兩

右三味用麻油二觔用文武火熬枯用絹濾淨渣將油復入鍋内再熬至滴水成珠離火加入

真輕粉四兩研細　鉛粉十二兩研細

右二味共研極細用細絹篩緩緩篩入攪極勻待稍冷傾入水缸中用清水浸半月拔去火毒臨用

攤貼

又方

治癰毒瘡癤

大鯽魚一尾　巴豆肉四兩　萆麻仁六兩

生甘草五錢

右四味用菜油麻油各一觔先將鯽魚炸枯去渣

漉淨再入三味熬枯濾清渣再熬至滴水成珠下

鉛粉十二兩徐徐投下攪匀成膏浸水缸中拔去

火毒臨用攤貼

象皮膏

治一切癰疽瘡毒功能生肌收口并貼臁瘡神效

象皮　赤石脂　龍骨煅

鉛粉各五錢　乳香去油　沒藥去油各三錢

白蠟一兩五錢　黄蠟二兩

右八味爲細末先用臘月雄豬板油八兩熬化去渣再熬老入黄白蠟化盡冷定再下各末藥攪勻臨用時隔湯燉化用油紙攤貼患處

紫微膏

主生肌收口

香油四兩　蠟燭油　黄蠟各五錢

右三味熬至滴水成珠為度再入後藥

鉛粉炒三兩　輕粉　乳香

阿魏　白蠟　沒藥各五錢

兒茶六錢　雄黄　龍骨

珍珠各五錢

右十味徐徐投下攪勻離火再入麝香五錢和勻

成膏磁器窑貯勿使泄氣臨用油紙攤貼

阡張膏

治腫毒已潰者貼之長肉

草麻仁八錢　大黄　紅花

白芷　木鼈仁　生地黄

當歸各三錢　黄柏　甘草

牡丹皮　赤芍　黄芩

全蝎　蟬蜕　防風

穿山甲　白殭蠶　獨活

乳香去油　沒藥去油　肉桂

川黄連　元　參各二錢

右二十三味共炒黑色用真麻油八兩浸三日入鍋内熬百沸用大阡張紙放油内提透鋪地上出火毒隨瘡大小剪貼如楊梅瘡加活蜈蚣二條同熬

黄明膏

治對口發背魚口便毒及一切癰疽腫毒未成即消已成即拔膿生肌最為神效此人世傳秘方也

牛皮膠一兩入銅器内好醋和煮用筷子時時攪動

煮好加鉛粉黄丹各二錢攪匀收入罐内放水中
拔去火毒用布攤貼
肥油膏
治瀝瘋疥癬殺蟲長髪
番木鼈六錢　當歸　藜蘆各五錢
黄蘗　苦參　杏仁
狼毒　白附子各三錢　鯉魚膽二枚
右九味用香油十兩將前藥入油内熬至黑黄色
去渣加黄蠟一兩二錢鎔化盡用布濾過磁罐收

貯每用少許以藍布裹於手指蘸油擦瘡

柏油膏

治小兒頭上肥瘡羊鬍瘡奶癬瘡膿窠瘡脚上血風瘡癬婦人鈕扣風裙邊瘡耳上溼瘡如神

柏油一觔　麻油四兩　明礬

銅綠各二錢　鉛粉一兩

右五味共入鍋內熬成紅色下黄蠟二兩化盡俟温不住手攪匀離火入羊膽汁二枚如無入牛膽汁一枚猪膽汁二枚攪匀磁罐收貯搽之

潤肌膏

治肌膚燥裂瘙搔生白屑

當歸身一兩五錢　甘草一兩　白芷八錢

血竭六錢　紫草茸五錢　白蠟切片二兩

右六味用真麻油八兩先將當歸身白芷甘草熬深黄色濾去渣再入血竭熬化又濾淨再入紫草白蠟片畧沸十數滚即起火溼去紫草渣其色即鮮明可愛若熬過則紫黑矣

隔紙膏

治臁瘡久潰肌肉臭黑

無名異（洗淨微炒一兩）　龍骨　血竭

乳香　沒藥　雄黄

牛黄　阿膠　海螵蛸（各二錢）

赤石脂　鬱金　黄柏

黄丹（各五錢）　輕粉（一錢）

右十四味為細末香油調用黑傘紙刺孔作隔紙膏貼先用鹽葱花椒湯洗淨拭乾貼之三日一換數日即愈

夾紙膏

治臁瘡溼瘡疳瘡極效

川黃連　黃柏各二兩　大黃

黃丹各一兩　牡蠣　鬱金各五錢

沒藥四錢　乳香三錢　血竭二錢五分

麝香一錢五分　輕粉三十帖

右十一味共為細末清油調勻攤油紙上每貼三日先用豆腐漿水洗三次後貼膏藥膏藥亦翻轉三次兩層夾紙以鍼刺眼透藥臨用旋攤

松蠟膏

治血風瘡

白蠟五錢 松香二錢 生葱一根

猪油一塊 蜜糖半杯

右五味共搗爛攤隔紙膏貼

香油膏

治血風臁瘡化毒生肌

人指甲三錢 血餘二錢 乳香

没藥各一錢 輕粉 白蠟各五錢

冰片五分　水銀二錢同鉛二錢煅死

右八味用桐油一鍾先將血餘指甲熬至指甲枯血餘化取出研細俟油滴水不散離火下諸藥惟冰片待冷方入攤貼

銀錫膏

治血風瘡並治癬瘡蟲瘡坐板瘡疥癩俱效

大楓子肉　蛇床子各五錢　水銀二錢

枯礬　白錫各一錢

右五味為末先將錫化開次入水銀再入末藥加

柏油共搗勻搽瘡宜乾些臘猪油亦可用

二蠟膏

治血風頑臁神效

蘆甘石用黄連黄芩黄柏各一錢煎湯將甘石火煅淬湯中七次如有餘汁煮乾 象牙末微炒 銀硃各三錢 黄蠟

白蠟各五錢 輕粉一錢五分 官粉煉黄色一兩

右七味用猪板油四兩先熬去渣入二蠟化開離火下細藥攪勻用連四紙七張層層攤勻將瘡先用葱湯洗淨貼之三日揭去貼肉一張即好七張

重疊一齊貼上三日揭去揭完全愈

黄蠟膏

治同上

龍骨煆　赤石脂煆　血竭各三錢

右三味共研細末用香油一兩入血餘栗子大一團煠枯去渣再入黄蠟一兩白膠香三錢鎔化離火再入前三味末攪匀候冷磁罐盛之用時捏作薄片貼瘡上絹帛縛定三日後翻轉貼之

三石膏

治臁瘡潰爛年久不愈

蘆甘石童便浸煅一兩五錢　石決明煅一枚　赤石脂煅一錢

冰片四分　麝香二分

右五味共研細末健猪油調搽

三黃二蠟膏

治臁瘡棒瘡腫毒生肌收口可做隔紙膏貼

黃連　黃芩　黃柏

銀硃　紅花　紫草各二錢

苦參　當歸各五錢　大黃三錢

右九味共研細末先用臘月猪油一觔切碎隔湯
煮烊去渣再入前藥加羊膽二三枚或牛膽一枚
煑半炷香時又濾去渣再入後藥

乳香去油　沒藥去油　血竭
兒茶　明雄黄各二錢　潮腦五錢
氷片一錢　黄蠟三兩切片

右八味各乳細末調入攪勻再煮半炷香時傾入
磁罐不可泄氣一切大毒敷之如神棒瘡貼一二
張即愈如瘡毒腐肉未盡可加輕粉少許如不收

口用鉛霜一錢加紅昇丹四分先篩瘡上再貼此
膏一二次便愈

四香膏

治臁瘡臭爛肌肉黑陷

草麻仁研爛　黃丹　乳香

沒藥　百草霜　松香各等分

右六味同搗極爛用香油或陳燭油調攤油紙上
貼患處外用箬葉包裹布條紮住三日一換每換
時用葱白五七莖煎湯洗之

黑龍膏

治爛腿瘡

百草霜　乳香去油　窑煤各三分

沒藥去油一分五釐　血竭　龍骨

輕粉各一分　生芝麻一撮研

右八味各研細末用雞子清調做隔紙膏貼

錫灰膏

治馬蟻窩血風臁瘡癢極不可忍者

錫灰篩取細者二錢五分　輕粉一錢五分　葱白一莖

右三味同生猪油去皮膜搗成膏用刷子脚搽瘡
上外以三退紙封之三日全愈

磦蠟膏

治臁瘡血風瘡

白蠟　黄蠟各一兩　血餘炭

磦砂各三錢　蜈蚣十條煆存性

右五味為末用麻油四兩熬調入前藥攪極勻用
油紙或舊氊攤勻先用甘草湯或葱湯艾湯將患
上淋洗去瘡上黑腐穢物用舊絹拭乾以黄蠟紙

貼患上拔去毒水時勤洗勤换俟毒水去盡約十日外用此膏貼之腐盡生新再用紅玉膏收口全愈

消風膏

治鵝掌風指甲變厚及風癩頑癬死肌麻痺

鳳仙花連根花葉曬乾　蒼耳葉嫩頭各四兩　血餘三兩

鹿骨屑生刮　絡石　虎骨

百部　茜草　剪草各二兩

人指甲五錢　穿山甲　羌活

龍骨　麻黄　蘄艾

威靈仙各一兩

右十六味用麻油一觔同熬至滴水不散絞去渣離火再下鉛粉銀硃各四兩黄蠟乳香各二兩和匀磁器收貯臨用隔湯炖化攤貼

三油膏

治鵝掌風

牛油　柏油　香油

銀硃各一兩　宫粉　麝香各二錢研細

右六味將三油併合火化入黄蠟一兩鎔盡離火再入硃麝宫粉攪匀成膏搽患處火烘之以油乾滋潤為度

當歸膏

治赤遊丹并鵝掌風

當　歸　生地黄各一兩　番木鼈去殼
大楓子去殼　麻　黄　防　風
元　參　紫　草　黄　柏各五錢

右九味用麻油半觔同藥熬枯濾去渣再將油復

入淨鍋內熬至滴水成珠再下黃蠟一兩候稍凝
傾入蓋碗內坐冷水中出火毒三日後用之

紫玉簪膏

此治雞眼之主方也

紫玉簪葉二十片 乳香 没藥各三錢
河豚眼睛三十枚 血竭 兒茶各二錢
五倍子一兩 東丹四兩

右九味用麻油半觔先將上三味熬枯再入乳没
茶竭化盡濾清將油復入鍋內熬滾徐徐下丹老

嫩適中收貯攤貼

雞眼膏

荸薺陰乾　火丹草陰乾　萆麻子

桃仁　穿山甲　三稜

莪朮　紅花　天南星各二錢

雞肫皮不落水十個　河豚眼十枚陰乾　虎耳草陰乾一錢五分

右十二味用麻油六兩熬枯去渣濾清再熬至滴水成珠下黃丹三兩攪勻再下後藥

蟾酥二錢酒化　鱔魚血半杯陰乾為末　阿魏一錢五分酒化

麝香三分另研

右四味候稍冷調入攪極勻用時先將雞眼修淨

攤貼

脚鍼膏

阿魏 莪朮各三錢 三稜二錢

麝香五分另研 雞肫皮七個陰乾 鱔魚血一杯陰乾為末

大黃四兩 荸薺連皮陰乾二十四枚

右八味用麻油一觔先熬各藥去渣淨次入阿魏

熬枯再下鱔魚血至滴水成珠入炒黃丹四兩徐

徐投下攪極勻成膏俟冷定加入麝香末攤貼

五苔頭草膏

專治頸癧痰核未破者貼之即消不必再换如已經潰穿者貼之其核自出靈應無比

雄黄二錢　血竭　乾薑

川烏　草烏　氷片各一錢

白信三分　麝香四分

右八味共研細末磁瓶收貯備用

鮮五苔頭草三觔二三月間收採陰半乾

用麻油二觔將草分二三次入鍋熬枯濾淨渣再熬至滴水成珠酌加炒透黄丹收成膏臨用時調入前細末用油紙攤貼

青囊集要卷　目録

七竅病一　眼科方

秘精兎絲丸
清心明目丸
羊肝明目丸
加減駐景丸
宣明丸
加味定志丸
加味地芝丸
夜光椒紅丸
磁味丸

天鼠矢丸

羊肝退瞖丸

人參漏蘆丸

决明夜靈散

菊花散

止淚補肝散

膏肝散

蛤粉丸

皂莢丸

白蒺藜散
羚羊角散
又方
保命羚羊角散
蟬花散
萬應蟬花散
密蒙花散
菊花散
石膏散

通肝散
四生散
夏枯草散
神消散
瀉肝散
防風瀉肝散
洗肝散
酒煎散
大黃當歸散

蠍附散
移星散
天賜膏
白霜丹附製自然霜法
鵝翎丹
碧玉丹
石燕丹
琥珀膏
珊瑚膏

烏金膏
推雲散
琥珀散
靈光散附升靈藥法 附升白靈藥法
七寶散
甤仁薺粉散
鍼頭圓
黃連膏
八寶眼藥

洗眼藥

七竅病二耳病方

通氣散

固本聰耳丸

黄芪丸

燒腎散

蓯蓉丸

磁石猪腎羹

桂星散

生肌散
救癢丹
青礬散
膿耳散
紅綿散
千金不換丹
耳疳散

青囊集要卷

南海普陀山僧心禪輯

傳徒僧大智
大延仝校

門人王學聖

七竅病一

眼科方

太元還睛丸

治遠年近日一切目疾內外障翳迎風流淚畏明

喜暗胬肉攀睛爛弦風熱雲矇昏暗肝腎不足等症皆可服之此藥升水降火平肝益腎明目清心久服可以還原

犀角剉　羚羊角剉　知母
青箱子各八錢　枸杞子　山藥
潞黨參　淡蓯蓉　雲茯苓各一兩五錢
黃柏　川連　甘草炙
五味子　白蒺藜　川芎
杜仲各七錢　防風　草決明

牛膝　枳殼　兎絲子
川石斛　甘菊花　杏仁
當歸身各一兩　生地黄　熟地黄
天冬　麥冬各三兩
右二十九味共研細末煉蜜爲丸如梧子大每服
三錢淡鹽湯下忌氣惱怒房事一切發物

還睛圓
治男子女人風毒上攻眼目赤腫怕日羞明多饒
眵淚兩目難開眶癢赤痛臉紫紅爛瘀肉侵睛或

患暴赤眼睛疼不可忍者服之立效兼治偏正頭
風頭目眩暈

白朮生　兔絲子酒浸別研　白蒺藜炒去刺
木賊去節　羌活去苗　青葙子去土
蜜蒙花　防風去蘆　甘草炙各等分

右九味共為細末煉蜜為丸如彈子大每服一丸
細嚼白湯下日三服

撥雲退瞖丸

治目疾雲瞖白膜遮睛瞳人昏暗迎風流淚隱澁

難忍皆由肝經有熱肺金不清氣怒上攻而然也

此丸能平肝清肺降火滋陰疎風散熱消磨雲翳

功難盡述

當歸身　池菊花　木賊草

蜜蒙花　川芎各一兩五錢　白蒺藜

荆芥穗　蔓荆子各一兩　川椒

川連　蟬衣　蘇薄荷各五錢

生甘草　蛇蜕各三錢　天花粉六錢

地骨皮一兩　楮實子五錢

右十七味共研細末蜜打為丸如梧子大每服三錢木賊草湯下忌惱怒酒色一切發物

明目地黄圓

素問云久視傷血血主於肝故暴怒謀慮則傷肝主目昏肝傷則血虛而生風熱氣上湊於目其昏亦甚不可專服補藥須服益血鎮肝以明目斯為合法

熟地黄一兩五錢　黄連　决明子各一兩

沒藥去油　甘菊花　防風

羌活　桂心　明硃砂各五錢

右九味共為細末煉蜜為丸如梧子大每服三十圓食後淡鹽湯下日三服

生熟地黄丸

治肝虚目暗膜入冰輪内外諸障

生地黄八兩　熟地黄十二兩　石斛鹽水炒

牛膝酒蒸各四兩　菊花去蒂六兩　羌活

防風　杏仁湯泡去皮尖　枳殼各二兩

右九味共為細末蜜丸如梧子大每服五七十丸

以黑豆三升炒令烟盡淬好酒六升每用半盞食前送下鹽湯亦可或用生雞肝搗爛為丸尤妙

此即明目地黄丸而菊花羗活防風杏仁枳殼與地黄牛膝同用者以其久風襲入寒水之經也若精血虧人則當去此三味易白蒺藜當歸枸杞未為不可也

石斛夜光丸

治神水寬大漸散昏如霧露空中有黑化覩物成二神水淡緑淡白色者

天門冬　人參　茯苓各二兩
菟絲子　甘菊花　山藥
枸杞子　石斛　杏仁各七錢
草决明八錢　麥冬　熟地黄
生地黄各一兩　肉蓯蓉　青葙子
羚羊角鎊　白蒺藜　川芎
炙甘草　黄連　防風
枳殼　烏犀角鎊各五錢　牛膝七錢五分
右二十四味共爲細末煉蜜爲丸如梧子大每服

三十五丸温酒或鹽湯送下眼科藥不外此諸味

明目夜光丸

治肝腎內虛兩目昏花

生地黃酒洗　釵石斛　當歸酒洗

兔絲子酒煑搗爛　青葙子　枸杞子各二兩

人參　山萸肉去核　牛膝酒洗

丹皮　元參各一兩　白茯苓

山藥各一兩五錢　密蒙花　菊花各五錢

五味子七錢

右十六味共研細末煉蜜為丸如梧子大每服三錢空心開水送下

秘精兎絲丸

治內障昏花目瞖腎氣虛損目眩耳鳴四肢倦怠夜夢遺精

懷山藥以七分打糨　白茯苓　石蓮肉各二兩

兎絲子煮餅五兩

右四味用山藥糊加蜜為丸如梧子大空心臨卧俱用鹽湯送下三錢

清心明目丸

補心養血清神長智潤肺利竅聰耳明目

生地黃酒洗　遠志甘草湯泡焙　石菖蒲

川連　當歸身酒洗　甘菊

麥冬　甘草各一兩五錢　甘枸杞二兩

右九味共研細末煉蜜為丸如桐子大每服七八十丸臨卧燈心湯下

羊肝明目丸

治肝脾腎三經氣血俱虛神水不足目視不明經

云目得血而能視肝開竅於目而瞳子神水則又
屬腎故方中以滋水養肝為主也
羚羊角　白菊花去葉蒂　五味子
青葙子　牡丹皮各一兩　白蒺藜炒去刺
密蒙花　嫩黃芪蜜拌炒　遠志肉甘草湯浸焙
天門冬　麥門冬去心　白芍酒炒
兔絲子各一兩五錢　酸棗仁炒　杜仲鹽水拌炒斷絲
白茯苓乳拌三次　於白朮陳壁土炒　懷山藥炒
人參各二兩　黑羊肝一具去淨膜　澤瀉鹽水拌炒八錢

當歸身酒洗二兩五錢　生地黃用砂仁五錢同酒煮爛搗膏
香附童便浸一宿曬乾用醋拌炒各四兩
右二十四味黑羊肝用木賊草二兩同酒煮爛去
木賊草將肝同上藥研細末煉蜜為丸如桐子大
每早服三錢白湯送下每晚服二錢白酒送下

加減駐景丸

治腎虛目䀮䀮如無所見
熟地黃六兩　當歸　枸杞各四兩
車前　五味子各二兩　楮實五兩

椒紅一兩　菟絲子酒煑搗焙二兩

右八味共為細末煉蜜為丸如梧子大每服七十丸空心鹽湯下臥時温酒下

宣明丸

治瘀血灌睛赤腫澀痛

赤芍　當歸　大黃酒蒸

黃芩各二兩　生地黃三兩　黃連

川芎　薄荷各一兩

右八味共為細末蜜丸如梧子大每服五十丸食

後米飲下

心接瘀血侵睛赤脈貫瞳目必赤腫與風熱時邪赤眼不同最宜分别不可混治

加味定志丸

治目能近視不能遠視

大遠志甘草湯泡去骨　石菖蒲各一兩　人參四兩

茯苓三兩　黄芪蜜酒炙四兩　肉桂一兩

右六味共為細末蜜丸如梧子大每服百丸空心米湯温酒任下

加味地芝丸

治目能遠視不能近視

生地黄四兩　天門冬烘熱去心另焙　枸杞子各三兩

甘菊二兩　熟地黄四兩　麥門冬去心

山茱萸肉各三兩　當歸身二兩　五味子一兩

右九味共為細末蜜丸如梧子大每服百丸沸湯温酒任下

夜光椒紅丸

治火衰目無精光至夜昏甚

川椒去白二兩　生地黃　熟地黃各四兩

枸杞子四兩　牡丹皮三兩　麥門冬四兩

右六味共為細末蜜丸如梧子大每服五七十丸溫酒鹽湯送下

又方用椒紅四兩巴戟肉二兩金鈴子肉熟附子茴香各一兩另研乾山藥末二兩酒煮糊丸如梧子大每服三十丸空心鹽酒送下　前方治陰血虧而真火離散後方治陽精傷而真火無光不可不求其故而為施治也

磁味丸

治心腎兩水火俱虛神水寬大空中黑花覩物成二體及內障神水淡綠淡白色又治耳鳴及聾

磁石二兩　辰砂一兩　神麯生三兩

右三味共為細末煉蜜為丸如梧子大每服十丸加至三十丸空心米湯下

補腎磁石丸

治腎虛肝氣上攻目昏漸成內瞳

磁石醋煆七次水飛　甘菊花　石決明煆各一兩

菟絲子酒煮炮絲焙　肉蓯蓉酒浸去腐切焙各二兩

右五味共為末雄雀十五枚去皮嘴留腸以青鹽二兩水三升煮雀至爛汁盡為度搗如膏和藥為丸如梧子大每服二三十丸空心温酒送下

補腎丸

治腎虛眼目無光

巴戟肉　山藥　補骨脂鹽酒炒

牡丹皮各二兩　茴香一兩鹽水炒　肉蓯蓉酒浸去腐切焙

枸杞子各四兩　青鹽五錢

右八味共為細末蜜丸如梧子大每服五七十丸空心鹽湯温酒任下

補肝丸千金翼

主明目

地膚子　藍子　蒺藜子

車前子　瓜子　兔絲子

茺蔚子各二兩　黄連一兩五錢　青葙子一合

大黄二兩　决明子　細辛

螢火蟲各五合　桂心五分

右十四味搗篩煉蜜和丸如桐子大每服十五丸可加至二十丸米飲下慎生冷油膩等物此治眼暗神方也

羊肝圓

鎮肝明目

羯羊肝一具新瓦盆中熥乾更焙之肝若大止用一半　甘菊花

羗活　柏子仁　細辛

官桂　白朮　五味子各五錢

黄連三分

右九味共為細末煉蜜為圓如梧子大空心食前溫水下三四十圓

又方

治同上

白羯羊肝只用子肝一片薄切新瓦上焙乾　兎絲子

熟地黃各一兩五錢　麥門冬　車前子

甤仁　決明子　澤瀉

地膚子去殼　防風　黃芩

白茯苓　五味子　枸杞子

茺蔚子　杏　仁（大者炒）　細　辛（華陰者）

苦葶藶　桂　心　青箱子（各一兩）

右二十味共為細末煉蜜為圓如梧子大每服三四十圓温水下日三服不拘時候

清肝補腎羚羊丸

治少年老年眼目視物不明者

羚羊角（一枝鎊研紙包縛有乳婦人乳上一宿次日研一兩）　青　鹽（煅二兩）

犀角尖（五錢製同羚羊角法）　百草霜（飛細三錢）

右四味研末用健豬肝一具煮熟搗萬下和丸如

桐子大每服二錢空心白湯下

青葙子圓

治諸眼患因熱病後毒氣攻眼生瞖膜遮障服此藥遂旋消退不犯刀鍼

青葙子　防風　枳殼各一兩

茺蔚子　細辛　黄連各五錢

枸杞子　澤瀉　生地黄

石决明各一兩五錢　車前子　川當歸

麥門冬去心各二兩

右十三味各如法修治焙乾為末煉蜜為圓如梧子大每服三十圓飯飲送下忌一切熱毒物

羚羊補肝散

治肝風內障

羚羊角　人參各三兩　茯苓

防風各二兩　細辛　黑參

車前　黃芩　羌活各一兩

右九味杵為散食後米湯調服二錢

黃連羊肝丸

治目多赤脉

黄連一兩　白鵓羊肝一具生用

右二味先以黄連爲細末用竹刀將羊肝刮下如糊除去筋膜入盆中研細入黄連末擣和爲丸如菉豆大每服三四十丸茶清送下睛痛者當歸湯下忌猪肉冷水其膽冬月以生白蜜相和盛滿懸掛當風膽外漸生黄衣雞翅刷下點赤脉熱瞖良

天鼠矢丸

主退内外障瞖

夜明砂 木賊草 白蒺藜炒去刺

蟬蛻 當歸各二兩 石決明煅

穀精草各一兩

右七味共為細末用蒸熟黑羊肝二兩切片曬燥為末水法疊丸每服三錢開水送下

羊肝退翳丸

治雀盲眼一切昏花老眼

生地黃 熟地黃 白茯神人乳拌蒸曬

山藥炒各三兩 甘枸杞 夜明砂淘淨各四兩

木賊草蜜水拌炒　密蒙花蜜拌炒　青葙子各二兩

草决明二兩五錢槌碎炒　川黃連八錢白酒浸一宿炒　黑羊肝一具去膜蒸熟

右十二味將前十一味為粗末同羊肝搗勻再烘曬令乾再研為細末煉蜜為丸如桐子大每服三錢空心淡鹽湯送下忌食蘿蔔胡椒雞鴨蛋

人參漏蘆散

治眼漏膿水不止

黃芪三兩　防風一兩五錢　大黃酒浸

人參　遠志甘草湯泡去骨　當歸尾

赤茯苓各二兩　黄芩　漏蘆各一兩

右九味杵為散每服四五錢水煎食後服

决明夜靈散

治高風内障至夜則昏

石决明煮一伏時另研　夜明沙淘淨另研各三錢

右二味杵為散用猪肝二兩竹刀批開入藥以線纏定用泔水二碗砂鍋中煮至半碗先薰眼候温臨卧連藥汁服之

菊花散

治目風流淚見東南風則甚漸生翳膜

蒼　朮半觔同皂莢三挺砂鍋內河水煮一日去皂莢將蒼朮刮去皮切片鹽水炒淨三兩

木　賊去節　草決明　荊　芥

旋覆花　甘　草炙　菊　花去蒂各五錢

右七味杵為散每服二錢濃茶調空心臨臥各一服有翳者加蛇蛻一錢蟬蛻三錢

止淚補肝散

治肝虛迎西北風流淚不止

白蒺藜炒去刺　當　歸　熟地黃各一兩

川芎　白芍　木賊
防風　羌活各一兩　香附童便浸二兩
右九味杵為散每服三錢入生薑三片紅棗一枚
肥人加夏枯草一兩瘦人加桂枝一兩水煎去滓
熱服
煑肝散
治雀目羞明疳眼翳膜
夜明砂淘淨　青蛤粉即蚌殼炭　穀精草各一兩
右三味杵為散每服三錢以猪肝竹刀批開勿犯

鐵攤藥在内麻線纏定米泔水一碗煮肝至熟取出湯傾碗内薰眼肝分三次細嚼用煮肝湯熱下一日服之

蛤粉丸

治雀目日落後不見物

蛤粉　黄蠟等分

右二味先鎔蠟後摉蛤粉成劑揑作餅子每餅重三錢用猪肝一片重二兩竹刀批開裹藥一餅麻線纏入砂鍋内以泔水煮熟乘熱薰目至温喫肝

拌汁以愈為度楊氏家藏方用烏賊骨淨末六兩

黃蠟三兩制服同

皂莢丸

治外內一切障膜翳嫩不宜鍼撥者此丸與生熟

地黃丸並進

蛇蛻酥炙七條　蟬蛻　元精石

穿山甲炮　當歸　白朮生

茯苓　穀精草　木賊

白菊花　刺蝟皮蛤粉炒　龍膽草

赤芍　連翹各一兩五錢　猪爪三十枚蛤粉炒
右十五味共為細末一半入牙皂十二挺燒存性
和匀煉白蜜為丸如梧子大每服一錢五分空心
食前杏仁湯送下一半入仙靈脾即淫羊藿一兩每服
三錢用猪肝三片批開夾藥煑熟臨卧細嚼用原
汁送下

白蒺藜散

治肝腎虚熱生風赤濇多淚

白蒺藜炒去刺　菊花　蔓荊子

草決明　甘草炙　連翹各等分

青箱子減半

右七味杵為散每服三四錢水煎去滓熱服

羚羊角散

治風熱毒上衝眼目暴發赤腫或生瘡疼痛隱澀

羞明

羚羊角鎊　車前子　甘草

黄芩　川升麻各二兩　決明子二十四粒

龍膽草去蘆　山梔仁各五兩

右八味共為細末每服一錢食後温熟水調下日進三服小兒可服五分

又方

治内外瞖障但痠疼澁痛不熱不腫者

羚羊角鎊一兩　白菊花　川烏頭炮

川芎　車前　防風

羌活　半夏　薄荷各五錢

細辛二錢

右十味杵為散每服二錢生薑湯調薄荷湯送下

陷翳加升麻五錢肉桂二錢

保命羚羊角散

治陷翳久不得去用此焮發

羚羊角二兩　升麻一兩五錢　細辛一兩

甘草五錢

右四味一半蜜丸一半為散以米泔水煎吞丸子五七十丸食後熱服取散為前導丸為後合也

蟬花散

治肝經蘊熱風毒上攻眼目翳膜遮睛赤腫疼痛

昏暗視物不明隱澀難開多生眵淚内外障眼

草決明炒　甘菊花　川芎

蟬退洗去土　山梔子　穀精草

防風　荊芥　密蒙花

白蒺藜炒去刺　甘草各等分

右十一味杵為散每服二錢用茶清調服或用荊芥湯入茶少許調服亦得食後及臨卧時服此去瞖通治方

萬應蟬花散

治奇經客邪目病

蟬蛻五錢 蛇蛻酥炙二錢 川芎

防風 羗活 甘草炙

當歸 茯苓各一兩 赤芍

石决明煮一伏時研細 蒼朮童便浸去腐刮去粗皮切片麻油拌炒各兩半

右十一味杵為散每服二三錢食後臨卧茶清送下秘旨無蒼朮多白蒺藜

蜜蒙花散

治眥淚昏暗

密蒙花塞鼻即噎者真　甘菊花去蒂　白蒺藜
白芍藥　羌活　石决明
木賊去節　甘草炙各五錢
右八味杵為散每服二三錢茶清調服
菊花散
治肝腎風毒熱氣上衝眼痛
甘菊花　牛蒡子炒熟各八兩　防風三兩
白蒺藜去刺一兩　甘草一兩
右五味杵為散每服二錢熟水調下食後臨卧服

石膏散

治頭風患眼

生石膏三兩　藁本　白朮生

甘草炙各一兩五錢　白蒺藜炒去刺一兩

右五味杵為散每服四五錢熱茶清調空腹臨卧各一服

通肝散

治轆轤轉關瞼硬睛疼風熱翳障

梔子炒黑　白蒺藜炒去刺各一兩　羌活二兩

荆芥穗　當歸　牛蒡子炒研
甘草炙各一兩二錢
右七味杵為散每服三錢食後竹葉湯調服世本無羌活當歸多枳殼車前
四生散
治腎風上攻耳中鳴癢目癢昏花
白附子　黄芪　獨活
白蒺藜各等分
右四味杵為散每服二錢用豬腎批開入藥溼紙

裹煨熟稍入鹽花細嚼温酒送下

夏枯草散

治肝虛目珠痛至夜疼劇

夏枯草花一兩　香附童便浸二兩　甘草炙二錢

右三味杵為散每服四錢茶清調日三服或加芽茶煎服痛久血傷加當歸六錢白芍四錢生地黄一兩黄芪二兩每服五錢入芽茶一撮水煎去滓温服

神消散

治黃膜上衝

黄芩　蟬蛻　甘草炙

木賊各一兩　蒼朮童便浸麻油炒　穀精草各二兩

蛇蛻酥炙四條

右七味杵為散每服二錢臨臥新汲水調服

瀉肝散

治肝熱目赤腫痛一切裏證

梔子仁　荊芥　大黄

甘草各等分

右四味杵為散每服四五錢水煎熱服

防風瀉肝散

治蟹眼睛疼鍼去惡水用之

防風　羌活一作遠志　桔梗

羚羊角鎊　赤芍　黑參一作人參

黄芩各一兩　細辛　甘草各五錢

右九味杵為散每服二三錢沸湯調服

洗肝散

治風毒上攻目暴赤腫痛

薄荷　當歸　羌活

防風　山梔酒炒黑　甘草炙各二兩

大黃酒蒸二兩　川芎八錢

右八味杵為散每服三錢沸湯調日二三服

酒煎散

治暴露赤眼生翳

漢防己酒洗　防風　甘草炙

荆芥穗　當歸　赤芍

牛蒡子　甘菊去蒂各等分

右八味杵為散每服五六錢酒煎食後温服

大黄當歸散

治眼壅腫瘀血凝滯不散攻脈見瞖

大黄酒蒸 黄芩酒炒各一兩 紅花二錢

蘇木屑 當歸 梔子酒炒

木賊各五錢

右七味杵為散每服四五錢水煎食後服

決明散

治痘瘡入目

草决明　赤芍　甘草炙
栝蔞根各等分
右四味杵為散入麝香少許三歲兒一錢五分米
泔調食後服以愈為度
神功散
治痘入目生翳
蛤粉　穀精草各一兩　羌活
蟬蛻各五錢　菉豆皮四錢
右五味杵為散每服二三錢至四錢以猪肝一片

批開入藥末綫紮煮熟不拘時與汁同服

穀精散

治斑瘡入目生翳

穀精草　豬蹄退酥炙另為末　菉豆皮

蟬蛻　白菊花去蒂各等分

右五味杵為散每服二三錢食後米泔煎湯調服

羚羊散

治痘後餘毒攻目生翳

羚羊角屑一兩　黄芪　黄芩

草決明　車前　升麻
防風　大黄　芒硝各五錢
右九味杵為散每服二三錢水煎食後服
決明雞肝散
治小兒疳積害眼及一切童𥿄瞖障
決明子曬燥研細末勿見火　騸雞肝生用不可落水
右二味將雞肝搗爛和決明末小兒一錢大者二錢研勻同酒釀一盃飯上蒸服如目昏無瞖腹脹如鼓用蕪荑末一錢同雞肝酒釀頓服若小便如

泔者用黃蠟同雞肝酒釀頓服瞖障腹脹用雞內
金蕪荑決明末同雞肝酒釀頓服風熱瞖障加白
蒺藜一錢輕者數服重者三十服劇者四五十服
無不愈也或用生騸雞肝研糊丸服亦可

又方

火硝一兩　硃砂三錢

右二味為細末每服四分用不落水雄雞肝一枚
竹刀剖開入藥紮好同酒釀半盞飯上蒸熟空腹
服之輕者一料重者不過二三料則瞖膜推去半

邊而退也

密蒙散

治小兒痘疹熱毒入目

密蒙花　青箱子　決明子

車　前各等分

右四味杵為散每服二錢日用生羊肝一片竹刀切開糝藥末麻線紮溼紙裹煨空心食之以愈為度

搐鼻阿魏散

主去星退翳

阿魏三錢　雞内金一錢　冰片三分

右三味共為細末用蜜和撚箸頭上令中空通氣

外裹烏金紙去箸每夜塞鼻中星翳自退

碧雲散

治外障攀睛眵淚稠粘

鵝不食草一兩嗅即嚏真　青黛　川芎各等分

右三味為散先噙水滿口每用菉豆少許搐鼻内

以嚏淚為效搐無時　一方加北細辛牙皂末各一錢

蠍附散

搐鼻退冷翳

鵝不食草一兩　青黛一作細辛　生附子尖

薑黃　薄荷　全蠍各五錢

右六味共為細末口含冷水搐少許於鼻內

移星散

治眼珠上白星

東丹一分　輕粉　麝香各五釐

右三味研極細末左眼吹右鼻孔右眼吹左鼻孔

天賜膏

點眼目障醫兗州朱秀才忽不見物朝夕祈禱夢仙人張三丰傳授此方

好焰硝一兩　黄丹飛淨二分　梅氷片二分

右三味先將焰硝入銅器内鎔化次入黄丹氷片用銅筷攪匀入磁瓶收貯以蠟封口勿令泄氣每點少許其效如神

白霜丹

治外障醫膜昏爛赤眼一切目疾

黃連　甘菊花　當歸各一錢
黑山梔　黃芩　連翹
木賊草　黃柏　荆芥穗
防風各五分　大黃二錢
右十一味共入砂鍋内加童便七碗煎濃汁去渣分作七處以蘆甘石四兩研為粗末入銅杓内炒熱入前藥汁一分熬乾又投藥汁一分熬乾如此七次製畢研極細水飛淨再加
硼砂一錢　燈心煅灰一錢　牛黃

雄黄各三分　珍珠　熊膽各五分

冰片　麝香各一分　自然霜一錢

右十味共研至絶細無聲爲度磁瓶密貯不可泄

氣每用少許挑點目大眥角一日二三次連點七

日即愈

附製自然霜法

用新磚一塊磨光以桑柴火燒紅放平處以皮硝

一升灑熱磚上待硝喫盡冷定用布一塊裹磚縫好

投糞窖内二十一日滿取出冷水洗淨用大綿紙包

好放潔淨處候磚上發出白霜以鵝翎掃下收之

鵝翎丹

治諸種目疾屢試神效兼治眼漏亦效

蘆甘石三兩用川連二兩龍膽草二兩煎汁待甘石煅赤淬汁內以酥為度研細仍投汁內曬乾

硼砂二錢　新珍珠一錢　真血珀

片腦　熊膽各五分

右六味各研至無聲即入前汁內搓成如線細條曬乾以鵝翎管貯用時取一條夾眼角內自化泌入一條可治數人

碧玉丹

治一切火眼並痘風赤眼爛弦風拳毛倒睫淚溢難開

黃連　杏仁霜　秦皮

蘇薄荷各一兩　銅青三錢　明礬一錢五分

川椒五分　官粉一錢

右八味共研細末用烏梅五錢入井水少許浸爛加白菓肉三兩同搗如泥和前藥末為丸如龍眼核大每用一丸入涼水五六匙浸化任點洗

石燕丹

治一點外障諸翳

蘆甘石四兩用黃連一兩歸身木賊羌活麻黃各五錢河水二升童便一升同煮去滓將甘石丸如彈子多刺孔煅赤淬藥汁內以汁盡為度淨一兩　石燕

琥珀　硼砂銅杓內同水煮乾　硃砂飛各一錢五分

鷹屎白一錢如無白丁香代　冰片　麝香各五釐

右八味共為極細末每用少許點大眥如枯澁無淚加熊膽一分白蜜少許血翳加真阿魏黃翳加雞內金風熱翳加蕤仁熱翳加珍珠牛黃冷翳加

附子尖雄黃老醫倍硼砂加猪脂子

琥珀膏

點七十二眼症

蕤仁去油膜二兩　大珍珠　琥珀

象牙末　硃砂水飛淨　白硼砂各二錢

玄明粉二錢五分　麝香　冰片各一分

右九味共乳極細煉蜜調膏點之

珊瑚膏

治二十年昏眼能見日光燈頭者可治

蘆甘石火煆水淬七次　黄丹水飛各一兩　乳香去油

没藥去油　海螵蛸水飛　硼砂各一錢

青鹽水飛五分　冰片三分　麝香二分

右九味共研極細末煉白蜜和膏點之

珊瑚紫金膏

治七十二種眼疾屢用如神雖十年不愈者亦效

惟瞳人反背而驚散者不效

蘆甘石一兩能浮水者佳童便浸七日用炭火銷銀鍋内煆紅再入童便内浸十日曬乾研飛淨

黄丹一兩滚水飛過三次曬乾研極細末　乳香去油

沒藥去油各二錢俱入砂鍋內加燈心四分微火炒出烟去燈心研細末

海螵蛸二錢剖去皮用微火炙過研極細末　真白硼砂二錢

青鹽　麝香各五分另研　梅氷片三分另研

右九味共研細末除麝香氷片外合一處乳鉢再研極細然後入麝氷拌勻再研放舌上無渣方合用用蜂蜜熬成珠先用絹袋濾淨蜜渣夏老冬嫩春秋酌看老嫩之間將藥末調入蜜內用磁罐收貯以蠟封口勿使泄氣

熊膽膏

治一切老瞖

蘆甘石煆過水飛丸如彈子大每兩作十丸用川連三錢煎濃淬之汁盡爲度每料用淨末二錢

琥珀　硃砂水飛淨各五分　瑪瑙水飛淨一分

珊瑚水飛淨三分　珍珠煆飛淨三分　冰片

麝香各二分

右八味共研細末和匀用煉蜜調成膏磁罐收貯

每用少許點大眥上日二三次

絳雪膏即寶鑑春雪膏

治目昏暗癢痛隱澁難開眵淚生瞖

蘆甘石 四兩銀罐內固濟煅水飛預將黃連一兩當歸五錢河水煎汁去滓入童便半盞將甘石丸如彈子多刺孔煅赤淬藥汁內以汁盡為度然後置放地上過一宿退火氣收貯待用

硼砂 研細水調蓋碗內炭火緩緩頓乾取淨末一錢五分　黃丹 飛淨

明乳香 煅存性研　烏賊骨 燒存性研　白丁香 各一錢五分

麝香　輕粉 各五分

右八味共研極細末用煉白蜜四兩先下製淨蘆甘石末一兩不住手攪次下後七味攪至紫金色不粘手為度捏作挺子每用少許新水磨化時時點之忌食酒醋蕎麥

蕤仁膏

治風熱眼生赤脈癢痛無定

蕤仁去皮研極細壓去油

右一味取淨蕤仁霜五錢濃煎秦皮汁調和隔紙瓦上焙熟有焦者去之塗淨碗内以艾一錢分作三團每團中置蜀椒一粒燒烟起時將碗覆烟上三角熱起薰之烟盡曬乾再研入硃砂麝香各五分磁罐收貯每用如麻子大點眼大眥日二度如點老瞖加硼砂少許一方但用蕤仁研壓去油淨

五錢麝香硃砂水飛各五分每用少許點大眥效

又方

治一切風火眼遠年近日眼疾如神

甤仁霜一兩五錢　硃砂水飛　黄丹水飛

硼砂各二錢　冰片　麝香各五分

右六味共乳極細用煉蜜調成膏磁罐密貯勿令

泄氣每用少許點大小眥

清涼膏

治打撲傷眼腫脹

大黄二錢　芒硝　黄連酒炒
黄蘗　赤芍　當歸各一錢
細辛五分　薄荷八分　芙蓉葉三錢
右九味共為細末用生地黄一兩酒浸搗絞汁入雞子清一枚白蜜五錢同調貼太陽及眼胞上

龍腦膏

治殘風爛眼愈陳久愈效

皮硝　潮腦　蘇薄荷葉不研
明礬各三錢

右四味將薄荷疊數層於碗內再以前藥研細末鋪上以小碗蓋之用麪糊口將碗置灰上昇一炷香放地上冷透開看將碗內昇藥刮下如前再昇再刮以黃色為度加麝香氷片數釐蜜調成膏點之或將此膏加蘆甘石少許以人乳浸黃連取汁調點亦妙

真人碧雲膏

治男婦冷淚常流並暴赤眼點之神效

臘月內三辰日取羯羊膽十數枚將蜜裝膽內用綿

紙虛籠弔簷下七日看膽上起霜用雞翎掃下磁瓶
密貯以骨簪排點眼角内

秘製神效賽空青眼藥

專治七十二種一切目疾

川黄連二錢　黄芩　防風
甘草　菊花　黑山梔
當歸尾各一錢　生大黄二錢五分　羌活一錢五分
川芎　連翹各七分　蒼朮
薄荷　赤芍各五分

右十四味煎濃汁一碗用蘆甘石二兩煅紅淬入汁内再煅再淬以汁盡為度

川黄連二錢　木通　胡麻

石决明　檳榔各二錢五分　生地黄

小生地　白附子　元參

天冬　樸硝　細辛

遠志　白前　杏仁

川芎　桔梗　穀精草

獨活　生黄芪　薄荷

楓子肉　藁本　柴胡
石膏　黑山梔　百部各八分
當歸　木賊草　生大黄
蟬衣　荆芥穗　茯苓
川貝母　蕤仁　明天麻
青鹽　蘄艾葉　夜明沙
赤芍　赤石脂　枸杞子
生甘草　葶藶子　菊花
五味子　黄柏　密蒙花

黄芩 桑白皮 羌活
防風 知母 白芍
槐米 連翹 白芷
車前子 石菖蒲 草決明
白蒺藜 青木香 楮實子
麥冬 牛蒡子各五分

右六十五味煎膏聽用

製甘石淨末一兩 熊膽三錢箬上炙透 梅氷片一錢
麝香三分

右四味共研極細末將前膏子搗和成錠每錠重一分用時研細納入眼眶遍擦潤澤或用人乳調點亦可

烏金膏

治諸般外障風癢血縷瘀瘡胬肉扳睛雞冠蜆肉漏睛瘡

明礬一兩　米醋自造紅香者佳一碗半

右二味入銅鍋內文武火熬乾如溼翻調焙乾取出去火氣研細末用時不拘多少再研至無聲入

生蜜調勻盛磁罐內塗點患處久閉或五日七日上下胞俱腫方可歇藥數日其紅腫盡消觀輕重再點如漏睛膿出用糕和勻作條曬乾量穴深淺插入化去瘀肉白管則新肉自生而膿自止矣

推雲散

治諸般外障雲翳蟹睛血翳赤膜

石蟹滾水泡去夾石並砂土用竹紙包搥碎再研至無聲為度　黃連去鬚

白丁香各一錢　官粉　金錫堅重有金研飛

青鹽鍋內水化開澄去砂土火上煎乾　赤石脂

銅緑古錢上刮下研細水飛曬乾各三分　硼砂
乳香透明者箬包四五層銅鍋内清水煑數沸換水煮去油　沒藥製同上各四分
熊膽去皮膜　當門子　枯礬
氷片各一分
右十五味共乳極細每用少許點之一方加蛛黃一錢竹蟣五十枚

琥珀散

治諸般外障紅赤羞明風熱火眼血縷癍瘡翳膜眼弦赤爛生眵流淚

蘆甘石煆一兩　琥珀細竹紙包槌研二錢　冰片三分

右三味共乳極細點眼

靈光散

治外障瘢瘡攀睛胬肉蜆肉蟹睛俱宜點之

蘆甘石煆一兩　靈藥一錢病重者用三錢

右二味共研極細末調點患處少許將目閉久候痛止藥性散盡方可撥去用絹拭去令淨以熱水洗之凡病重者連點七日眼胞發腫方可歇藥避風調理七日看患處有病再點但此藥最痛若要

除病須耐心方效癍瘡蜆肉重者點淨靈藥少許

將目久閉性退之後化而為胗虛弱者不可點

附昇靈藥法

水銀一兩　枯礬　焰硝各一兩六錢

右三味先將硝礬共研細入兩耳小鐵鍋內用鵝

翎掃圓上以指按五指眼如梅花樣將水銀均分

於內上以粗碗蓋之週圍以綿紙撚溼水封口再

加研細軟石膏按緊於碗底上上以大鐵錘壓之

於風火爐上微火煆二炷香但見石膏上有氣出

即壓之再加武火一炷香取起冷定刮下研收

昇黃靈藥加官粉一兩六錢

昇紫靈藥加陀僧一兩六錢火候宜小

附昇白靈藥法

生鉛　水銀各一兩　硼砂三錢

右三味先將鉛化開入水銀即取出為末再入硼砂共研聽用

食鹽　火硝　枯礬各五錢

右先將鹽硝礬三味共研一處下鍋炒煉乾再研

細分作二段取陽城罐將一股裝在下將汞鉛硼裝在中間再將一股裝在上面用鐵盞蓋罐口上以鐵梁壓住鐵線紥定用軟石膏細末醋調封口陰乾爐中用鐵釘三根為三足置罐於上先文後武煉三炷香取起冷定開看刮下靈藥研細用之煆時若罐口有烟出用新筆蘸水塗之

七寶散　千金翼

主目瞖經年不愈

琥珀　珍珠　珊瑚

決明子　紫貝　石膽

馬珂各一錢　硃砂二分　蕤仁五錢

右九味共為細末傅目中如小豆大日三大良

蕤仁蘼粉散

治風火赤眼雲瞖點之即愈

蕤仁去心皮膜油淨一錢　硼砂飛淨二分五釐　氷片二釐

野荸薺取粉五分　明礬極細五釐　麝香一釐

右六味加金箔十頁研極細末磁瓶密貯點兩目眥內

鍼頭圓

治男婦室女小兒諸般赤眼

川烏尖七枚懷乾　白殭蠶七枚去嘴懷乾　鵬砂六分

右三味共為細末用猪膽汁調藥成軟塊攤碗内荆芥艾各一兩皂角小者一莖燒將藥覆薰之常將藥膏攪匀轉又攤又薰以皂角荆芥艾盡為度再收成塊用油紙裹入地中冬天兩日夜夏天一夜春秋一日夜取出圓如鍼頭大每一圓入眼中極妙

黄連膏

治目疾諸症

蘆甘石煆二兩　石蟹二錢　琥珀

珍珠　熊膽各一錢　氷片二分

麝香三分

右七味先將甘蔗二枝去皮切作薄片用清水四五碗煮二錢將渣搗汁濾清入川黄連二兩熬一碗去渣濾淨加白蜜二兩又熬至大半碗入前藥共一處研至無聲為度每用少許點之

八寶眼藥

治諸般眼症或雲瞖遮睛或風火赤眼等症

蘆甘石煆淬黄連湯中七次　珍　珠各一錢　白硼砂

牛　黄　琥　珀　冰　片

雄　黄　熊　膽各五分　蘇薄荷葉

硃　砂各三分

右十味共乳極細末點之其筋膜即下重者漸落

撥雲錠子

治一切眼疾又能開瞽復明神效

蘆甘石揀去隔石選潔白者先以紙包石用醋壜頭上泥入桶內以童便浸透鍊熟少少糊在紙外又以火硝末滾在泥毬上外再以厚泥包圓大約蘆甘石一觔可分作四五個毬每一觔蘆甘石用火硝一兩研細滾這四五個毬為度毬成曬乾如有縫以泥補之另以磚砌一大爐架火將毬放炭上煉一天申刻火將完可將毬取起翻轉入一爐添火加炭過夜不必守之隨爐中炭火化完為度一爐可煉蘆甘石二三觔每蘆甘石四兩用川黃連龍膽草各五錢河水五碗浸一夜煎數沸去渣濾淨澄清將蘆甘石煅紅傾入藥汁內取起又煅又淬以汁盡為度藥水內落下蘆甘石再爋乾藥水俱收入蘆甘石內為妙每料只用製蘆甘石三錢再加

熊膽五分　冰片二分五釐

白硼砂三分　麝香五釐　硃砂水飛三分

活烏鴉翎二寸分煅　二

右七味各研細末

川芎　當歸　赤芍

生地黃　蘇薄荷　防風

防己　川黃連　甘菊花

龍膽草各五錢　木賊草　黃芩

黃柏　羌活　大黃

白芷各二錢

右十六味用河水六碗浸一日夜炭火熬出汁去

渣澄清撇淨再用文火熬成膏與前藥末和勻搓

成條子重二分用鵝毛管收藏黃蠟封口凡點眼時以清水或人乳或津唾潤溼點眼閉目少刻神效臨卧點之更妙或用人乳化開塗眼胞上下揉入眼內多塗過夜即日見效妙甚

甘石錠子

治七十二種眼症皆效

川黃連 家菊花各四兩 當歸三兩猪肉湯洗

右三味用清水十碗煮濃汁濾去渣再入銅鍋內用紋銀一兩藉氣熬至砂糖色冷定加

蘆甘石製過二兩　石　燕磨汁半盃　氷　片四分

麝　香六釐　白　蜜一匙　羊　肝煅灰三錢

鴉　毛一根炭火上燒成珠

右七味共為細末調勻撚成條收貯勿令泄氣每

用少許乾點眼角其藥自化不必水調

四十五製甘石散

治紅絲赤脈上貫瞳神

蘆甘石整塊者火煅紅淬車前草汁內九次淬黄連湯內九次淬黄芩湯內九次淬黄柏湯內九次淬童便內九次五製已畢研細水飛曬乾再研細絹篩淨加　熊　膽

硃砂　梅氷片各等分

右四味共為細末再研千轉以無聲為度磁瓶密貯每用少許點兩眼角內或用烏羊膽汁調亦妙

白硃砂散

治赤障雲瞖白膜遮睛一切目疾重症俱極神效

蘆甘石三錢　新珍珠　硼砂口含吐去溫水

琥珀各七分　真蟾酥烘去油　氷片各一分

兒茶烘去油三分　麝香二分　硃砂

磁粉煅紅淬人乳黃連汁內七次各五分

右十味各乳至無聲為度和匀點之

五黄錠

治風火赤眼腫痛神效

黄連　黄芩　黄柏

大黄　炒黄丹各一兩　薄荷

羗活　防風　生地黄

當歸　川芎　赤芍

皮硝　雄黄　銅緑各三錢

枯礬一錢

右十六味共為細末用牛膠五錢化水為錠用醋磨敷眼胞上下及煎湯洗

蘆甘石散

治爛沿風眼

蘆甘石 三兩銀罐煅飛丸如彈子多刺孔先以童便一盞煅淬七次再以黃連三錢煎濃汁煅淬七次後以芽茶一兩濃煎煅淬七次又併餘止合一處再煅淬三次安放地上一宿出火氣細研入冰片麝香少許點之煅時選入炭鑿一孔以安蘆甘石一方不用童便黃連芽茶用車前草一斛搗取自然汁淬數十次以汁盡為度研細以磁瓶密貯臨用加冰片少許

照冰丹

治攀睛瞖障

烏賊骨一錢　辰砂五分

右二味共為極細末點之白瞖加氷片赤瞖加五靈脂各少許

薄荷散

主風火眼先以上清散取嚏再用此散點洗

薄荷五錢　芒硝一兩　生大黃六錢

荆芥　防風各三錢　白芷

川芎　赤芍　歸尾

苦參　生地黃曬各二錢　桑葉
菊花　杏仁　川連
五倍子　山梔　硼砂各一錢
桃仁　銅綠　雄黃
硃砂　沒藥各五分　蟬蛻
蛇蛻　紅花　牛膝
枯礬各三分　丁香一分
右二十九味共研細末開水醮點或絹包三五錢
煎洗

洗眼仙水

膽礬先研細　連翹　防風

荊芥　紅花各三錢　銅綠

明礬　皮硝　當歸尾

甘菊花　赤芍各五錢　杏仁研

桃仁各四十粒研

右十三味共入壜内用燒滚河水井水各五觔冲入藥内重湯煮大半炷香將壜半段埋在土内蓋好每次用藥水一酒杯以軟絹蘸洗一日即愈

洗眼藥

膽礬一兩煅透去火毒用　滑石一兩研　秦皮五錢

膩粉二錢

右四味每用一字湯泡候温閉目洗兩眥頭以愈為度但膽礬入目極痛須耐性忍之方見功效

七竅病二

耳病方

通氣散

治暴怒氣閉耳聾腫脹

茴香　石菖蒲　人參

延胡索　陳皮　廣木香各一錢

羌活　白殭蠶　川芎

蟬蛻各五錢　甘草一錢五分　穿山甲二錢

右十二味各研細末每服二錢酒調服之

固本聰耳丸

治心腎不足諸虛耳聾

熟地黃焙四兩　柏子仁焙去油　人參焙

白茯神人乳拌　遠志肉甘草製各一兩　五味子七錢

山藥炒黃二兩　石菖蒲蜜酒拌焙五錢

右八味共研細末蜜丸如梧子大早晚食前食遠

白湯送下各服三錢

黃芪丸

治腎風耳鳴及癢

黄芪酒炒　白蒺藜炒去刺　羌活各一兩

附子生用一枚去皮臍

右四味爲末，用羯羊腎一對，去脂膜，勿犯鐵，酒煮搗爛絞汁，糊丸如梧子大，空心鹽湯臨卧温酒下五十丸。

燒腎散

治腎虚耳聾。

磁石煅赤醋淬飛淨一兩　附子一枚炮去皮臍　巴戟肉一兩

蜀椒炒去汗取椒紅五錢

右四味杵為散每服一錢用豬腎一枚去筋膜細切葱白鹽花和勻裹十重溼紙於糖灰中煨熟空心細嚼溫酒送下以粥壓之十日效

蓯蓉丸

治腎虛耳聾或風邪入於經絡耳內虛鳴

肉蓯蓉　山萸肉　石龍肉（一名胡椒菜）

石菖蒲　菟絲子　羌活

鹿茸　石斛　磁石

附子（各一兩）　全蝎（七枚去毒）　麝香（半字旋入）

右十二味共為細末煉蜜為丸如梧子大每服百丸空心酒下或鹽湯下

磁石猪腎羹

治老人久患耳聾養腎臟强骨氣

磁石一觔杵碎水淘去赤汁用綿裹　猪腎一對去脂膜淨細切

右二味以水五升煮磁石取二升去磁石投猪腎調和以葱豉薑椒作羹空腹食之作粥及入酒並佳

桂星散

治風虛耳鳴

辣桂　川芎　當歸

石菖蒲　木通　麻黃去節各一兩

細辛　木香一作全蝎　甘草炙各五錢

白蒺藜　南星　白芷各一兩五錢

右十二味杵為散每服四錢加葱白一莖蘇葉五片水煎去湯食前服一方加全蝎去毒三錢

梔子清肝散

治寒熱脇痛耳內作癢生瘡

柴胡　梔子炒黑　丹皮各一兩

茯苓　川芎　白芍

當歸　牛蒡子　甘草炙各五錢

右九味杵為散每服五錢水煎去滓半饑時熱服

補腎治五聾方千金翼

治勞聾氣聾風聾虛聾毒聾久聾耳中作聲

萆麻仁五分　杏仁去皮尖　黃蠟各八分

石菖蒲　磁石各一兩　巴豆仁一分去心皮熬

石鹽三分　附子泡　通草各五錢

薰陸香一分　松脂二兩五錢

右十二味先擣諸草石等令細別擣諸仁如脂加松脂及蠟合擣數千杵可丸乃止取如棗核大綿裹塞耳一日四五度出之轉捻不過三四度日一易之

通耳神丹

治耳聾神效無比

鼠膽一枚但鼠膽最難得須覓一大鼠先以竹籠養之後以紙為匣子引其藏身內用果品令其自食久之忽然棒槌擊死立時取膽則膽在肝中否則再不可得乾者可用只消用水調化入藥末中

龍齒 氷片 麝香

硃砂各一分 潮腦 乳香各五釐

右七味各研絶細末以人乳為丸如梧子大外用絲綿裹之不可太大塞入耳之深處至不可受而止塞三日取出即耳聰永不再聾不必三丸實耳聾亦用此方

又方

磁石用緊者如豆大一塊 穿山甲燒存性為末一字

右二味共為細末用新綿紙包裹成條塞耳口中

衛少許鐵覺耳内如風雨即愈　一方用斑猫一
枚巴豆一粒研細綿裹塞耳痛即取出
按此症如有火者服清火藥腎虚者服補腎藥隨
症施治無定方也
通竅圓
治氣閉耳鳴耳聾用此塞之
松　香五錢熬化　巴　豆二十粒去殼
右二味共研匀以葱汁為丸如蓮子大用絲綿包
裹右聾塞左耳左聾塞右耳如兩耳聾次第塞一

目一易其效如神一方加椒目

人牙散

治耳亟并五般耳聾

人牙（煅存性出火毒）　麝香（少許）

右二味共研細末每用少許吹耳内即乾又治小兒痘瘡出現而醫者酒調一字服之即出

薑蠍散

治腎虛氣塞耳聾

全蠍（四十九枚去螫滚水泡去鹽以糯米三合放瓦上鋪平將蝎焙黄去米又切生薑四十九

片置蠍再焙至薑焦為度去薑

右為細末三五日每日先服黑錫丹一服臨服藥時夜飯半饑隨其酒量勿令大醉服已熟睡勿吽醒令人輕輕喚如不聽得濃煎葱白湯一碗令飲五更耳中聞百十攢笙響自此得聞

萆麻丸

治久聾

萆麻仁二十一粒 皂角煨取肉五分 地龍大者二條 全蝎二枚 遠志肉 磁石煆飛

乳香各二錢　麝香少許

右八味共為細末鎔黃蠟為丸如小豆大塞耳中

通神散

治耳聾

全蠍泡　地龍　蜣螂各三枚

明礬生枯各半　雄黃各五分　麝香一字

右六味杵為散每用少許以葱白蘸藥引入耳中閉氣面壁坐一時許三日一次神效

生肌散

治耳爛出膿痛癢耳聾
花蕊石醋煅　兒茶　雞内金
血竭各二錢　大紅絨煅灰　黄連
飛丹煅　乳香各一錢
右八味共為細末加氷片一分乾糝
救癢丹
治耳癢難忍
龍骨一錢　氷片三分　皂角刺一條燒灰存性
右三味先研細用雄鼠膽一枚水調勻加人乳再

調如厚糊盡抹入耳孔内必然癢不可當必須人
執其兩手癢定則自愈矣

青礬散

治同上

青黛　人中白　枯礬

雄黄　氷片　黄柏各等分

右六味共研細末吹之

膿耳散

治耳底流膿

枯礬　黄丹　龍骨

海螵蛸　臙脂燒存性　麝香各等分

右六味共研極細末磁瓶收貯不可泄氣每用分許綿裹塞入耳中過夜去之數次即愈

紅綿散

治耳内生瘡流膿乃肝經鬱火所致用此最驗

枯白礬二錢　臙脂一錢煆存性如能用乾油臙脂更妙

右二味研勻先用棉杖子攪去膿水另以柳杖子醮藥摻入耳底自乾若聤耳加麝香五釐

千金不换丹

治耳癢出水

水龍骨一錢　硼砂五分

右二味共研細末吹入耳竅以綿塞之二次除根

耳疳散

治耳生疳瘡

黄連去毛鬚蜜炙數次　兒茶各等分　輕粉半匙

冰片　麝香各少許

右五味共乳細末搽之

青囊集要　卷

青囊集要卷　目録

製青梅乾法
膏滋藥法
異功散
烏龍膏
萬應喉中散
金鑰匙
白降雪散
紫雪
氷片散

獨勝散
雄黄化毒丸
二膽散
雄礬散
硼砂丹
三妙散
壁錢散
琥珀犀角膏
奪命紅棗丹

三黄散
蜜炙附子
青金散
百靈丸
牛黄丸
何氏濟生方
消疳散
赤霜散
杏緑散

永禪室藏板

溺白散

青蓮膏

蘆薈散

金鞭散

鳳蜕散

珍珠六香散

走馬牙疳洗藥

生肌散

犀角解毒丸

戎鹽三黃丸

生舌仙丹

接舌金丹

固齒散

又方

又方

固齒將軍散

牢牙散

竹葉膏

小安腎丸

紫霜丸

七竅病四 鼻病方

草靈丹

止流丹

通竅圓

辛夷散

蒼耳散

搐鼻散

降礬散

鹿礬散

青囊集要卷

南海普陀山僧心禪輯

傳徒僧大智

大延仝校

門人王學聖

七竅病三

喉舌口齒牙疳方

奎光秘傳咽喉口齒合藥法

玉丹此宜預先多製愈久愈神

明礬一兩搥如指頭大塊入罐内放桴炭火上鎔化以筯試看罐底無塊時隨投火硝三錢硼砂三錢先投明礬化盡又下硝硼如前法逐層投完待罐口鋪地如饅頭様方用武火鍊至乾枯用淨瓦覆罐口一時取起將研細牛黄少許用水五六匙調和以匙挑滴丹上將罐仍入火内烘乾即取起連罐覆淨地上下以紙襯地上用瓦蓋七日收貯聽用

合碧丹法

玉丹三分　百草霜半匙　燈心灰一釐

甘草末三匙　蘇薄荷葉研末三分

右五味各研細末和勻再研極細然後入梅氷片一分再研勻入小磁瓶內勿令泄氣此丹宜臨用旋合不可出三日又不可過陰雨天春夏宜多加蘇薄荷葉末其色青秋冬宜多加玉丹其色白欲出痰加皂莢少許

合金丹法

火硝提淨一錢八分　生蒲黃細末四分　殭蠶研末一分

牙皂角研末一分

右四味各研細末和匀再研成淡黄色加冰片一分再研此藥可以久留惟冰片宜臨用時加

按金丹功主消腫出痰並牙齩唪舌穿牙疔毒專用此丹治之咽喉等症則兼用碧丹看症輕重加減如症重者再加牛黄於本方内如喉腫及喉風加殭蠶牙皂輕症只用硝與蒲黄蓋碧丹消痰清熱解毒驅風固為良劑尚屬平緩不如金丹消腫毒除風熱開喉閉出痰涎最為神效但喉症初起

金丹不宜多用因其能直透入内且善走散初起若多用之恐輕症不勝藥力反忓格難入也凡喉症及單雙蛾只用碧丹其他重症金碧兼之須分先後多寡初起碧丹九金丹一吹五管後碧丹八金丹二再吹碧丹七金丹三如症重者碧丹金丹各半用至三五次後痰涎必上湧然後金丹六碧丹四將管直入喉中重吹一次隨收出管即吊出痰竟用金丹八碧丹二亦可

製硝法

入金丹用者火硝以温湯醮過綿紙挹乾包好放
竈上洞内五六日收其溼氣如入玉丹内用者不
必如此

製燈心灰法

取白色燈心先用水酒潮以厚筆管將燈心塞令
堅緊筆管兩頭用紙塞實入火緩緩燒過去竹管
塞紙開看如燒不過則生如燒太過則無有矣製
須得法其用方妙

製猪牙皂角法

取堅小不蛀猪牙皂角不拘多少去皮弦子放瓦上火炙脆去兩頭研末磁瓶密貯聽用

製黄柏法

揀好黄柏切片用荊芥穗為君甘草佐之煎濃汁浸軟攤瓦上緩緩炙黄不可令焦灑白蜜湯曬乾研末聽用

製牛膽硝法

冬月入樸硝在黑牛膽内掛在當風處一百二十日去皮收之

製青梅乾法

大青梅一觔去核入白礬食鹽各五錢拌和再加蜒蝣不拘多少層層間之一日夜取梅曬乾收盡汁再曬乾煆灰存性用時加入

膏滋藥法

蘇薄荷為君　玉丹為臣　川貝母為佐

燈心灰　百草霜　甘草

冰片為使

右七味先將玉丹百草霜研和後入燈心灰再研

再入薄荷甘草貝母研極細方入氷片研蜜調服
凡喉癰喉菌時時噙嚥之症重則兼煎藥及吹藥

異功散

治咽喉急症

斑猫去翅足用糯米炒至黄色去米四錢　血竭
乳香去油　沒藥去油　全蝎
元參各六分　麝香　梅氷片各三分

右八味共為細末收貯磁瓶不可泄氣無論喉痧雙單蛾等症用小膏藥將此藥粘於膏上如黄豆

大貼於痛處少刻覺癢將膏藥揭去起泡用銀鍼挑破出毒水即愈如病險者起泡更速或出毒血亦妙此方自乾隆丁未年河南喉痧盛行請此乩方全活無數

烏龍膏

治一切纏喉風等急證

皂莢二梃去皮弦子打碎用滚水三升泡一時挼汁去滓砂鍋內熬成膏入好酒一合攪稠入

百草霜　焰硝　硼砂

人參另為極細末各一錢

右四味拌匀入白霜梅肉一錢研細入皂莢膏内以少許用雞翎蘸點喉中吐盡頑痰却嚼甘草二寸嚥汁呑津若木舌先用青布蘸水揩之然後再用藥

萬應喉中散

專治喉痺纏喉風雙單乳蛾喉癰喉瘡陰虛咽痛等症吹之效如仙丹屢試屢驗幸勿輕視

上犀黄透甲者真　眞珍珠大者無油為妙　劈辰砂漂淨末
大梅片各一錢　滴乳石研淨末　兒茶各五錢

燈心炭陳者更佳　青黛去石灰淨末　黃柏生曬研淨末

上血竭　甘草生曬研淨各三錢　香白芷生研淨末二錢

蘇薄荷生曬研淨末七錢

右十三味各研細末稱準分兩和勻再研極細至無聲爲度磁瓶收貯勿令泄氣每用少許吹入喉中戒口爲要

金鑰匙

治纏喉風喉閉痰涎壅塞口噤不開湯水不下等症

焰硝一兩五錢　硼砂五錢　雄黄二錢
白殭蠶一錢　氷片二分五釐
右五味各另研細和匀以竹管吹患處痰涎即出
如痰已出腫痛仍不消急鍼患處去惡血内服排
毒辛涼煎劑
白降雪散
治喉風腫痛聲音難出
石膏煆一錢五分　硼砂一錢　焰硝
膽礬各五分　元明粉三分　氷片二分

右六味共研極細末以筆管吹入喉内

紫雪

治喉癰喉鵝喉痺腫痛

青礬（不拘多少火煅通紅取出放地上出火毒）　硼砂

元明粉　氷片　麝香（各等分）

右五味共研極細末放舌下或喉間

氷片散

治咽喉諸症化毒消腫

梅氷片　雞内金（燒存性）　生甘草

枯礬各一錢　黄連　玄明粉

黄柏蜜炙　雄黄各二錢　鹿角霜

硼砂五錢　鈔三張煆灰　靛花二錢

右十二味各研細末和勻磁瓶收貯不可泄氣用時以少許吹之如口中臭氣加人中白煆三分銅青碌煆不宜太過五分

錫類散

專治爛喉時症及乳蛾牙疳口舌腐爛凡屬外淫為患諸藥不效者吹入患處瀕死可活

象牙屑焙　珍珠各三分　青黛水飛六分

梅冰片三釐　壁錢二十枚用泥壁上者佳板壁上勿用

西牛黃　人指甲男病用女女病用男須分別配合各五釐

右七味共研極細末磁瓶密貯勿使泄氣

此方尤鶴年附載於金匱翼云張瑞符傳此救人

而得子故名之曰錫類散功效甚著不能殫述

心按此即古方之喉痧散也

紫袍散

治喉痺喉鵝凡咽喉十八症俱極神效虛症忌用

石青　真青黛　硃砂
硼砂各一錢　氷片二錢　明礬
人中白煆　延胡索各五錢　山豆根二錢
右九味共研極細末磁瓶收貯不可泄氣用五六
釐吹入喉中立愈

神效吹喉散

治纏喉風閉塞及乳蛾喉痺重舌木舌等症

蘇薄荷　樸硝　枯白礬
青黛　白殭蠶　火硝

白硼砂　黃連各等分

右八味共研細末臘月初一日取雄猪膽七八枚倒出膽汁以猪膽一枚拌上藥五錢為率復灌膽殼内以線紥好膽外用青缸紙包裹將地掘一坑濶深一尺上用竹竿懸空橫弔再用板鋪以泥密蓋候至立春取出掛當風處陰乾去青紙膽皮磁罐密收每藥一兩加氷片三分同研極細吹患上神效

吹喉散

治喉痹喉蛾等症去腐生肌

硼砂二錢五分　雄黃三錢　兒茶一錢

氷片三分　蘇薄荷三兩另研

右五味共研細末磁瓶密貯不可泄氣用蘆管吹入少許或用茶匙挑入舌上噙一刻嚥下日八九次若鎖喉風口內乾枯者以井水調灌即能開關生津若脾泄胃弱者不宜多用餘無禁忌

喉閉散

治纏喉風急喉痹單雙蛾湯藥不下者用之神效

巴豆七粒三粒生用再以四粒燈頭上燒存性　明雄黃一錢子大一塊

鬱金一枚如蟬肚大者佳

右三味共爲細末每用一半清茶調服如口閉咽塞用竹管吹入喉中須臾吐痰即愈但能灌下無有不活者

赤麟丹

治喉痺喉風喉蛾喉癰一切咽喉七十二症俱極神效

明礬二兩　血竭二錢　巴豆仁二十一粒

右三味將明礬血竭研細以巴豆放於礬内入傾銀罐中用炭火煅令烟盡冷定取出研細再加

硼砂二錢 冰片一錢

右二味和前藥共研極細末磁瓶收貯不可泄氣每用少許吹患處

冰梅

治咽喉百病

大梅子半熟者一百枚五月五日午時用食鹽樸硝各四兩水三碗入壜内浸梅子其水約過梅子三指浸一宿 猪牙皂去核弦皮 防風

甘草 白礬各四兩 生南星切片

鮮半夏切片各三十五枚 桔梗二兩

右八味共研細拌入浸七日取梅曬乾又浸又曬以汁盡梅上起白霜為度磁瓶收貯凡用取梅一枚絲綿包噙口內有水先嚥五六口後有痰涎吐盡以口內無痰只有清水方去梅子可以食粥一枚可治二病

回生救苦上清丹

治咽喉十八種急症如神

白殭蠶焙存性一錢　生硝尖　煅硝尖
白硼砂各五分　明礬　枯礬各二分
海螵蛸三分　冰片一分
右八味共研極細末磁瓶收貯每用少許吹上吐去痰涎即愈

青芝散

治風火時邪咽喉急症并雙單乳蛾等用此極驗
川連八分　青黛一錢二分　梅冰片二分
白硼砂一錢二分　西瓜霜　絲瓜葉煅存性各二錢

橄欖核煅存性三錢

右七味照法製度各研淨末稱準分兩和勻同研極細無聲為度磁瓶收貯臨用時以少許吹患上提出痰涎立愈慎勿吹多

獨勝散

專治爛喉痧纏喉風鎖喉風雙單乳蛾等症

土牛膝即新鮮杜牛膝再加臭花娘根能除結熱善吐毒痰喉症牙關緊閉不省人事吐之即甦選粗者兩許勿經水勿犯鐵器折斷搗自然汁加米醋少許蘸雞翅毛上頻攪喉中取出毒涎以通其氣然後吹入應

用之藥自愈如牙關緊閉蘸於兩腮之上亦能自開或灌鼻內得吐為妙此法開關取痰甚捷

雄黄化毒丸

此丸治喉痺乳蛾急症有起死回生之功兼治緊喉風能通閉開關解毒清火

巴豆仁三十五粒　雄黄水飛　菉豆粉

甘草節　鬱金各一錢

右五味共為細末醋糊為丸如黍米大每服七丸茶清下吐出痰涎立醒未吐再服七丸如人死者

心尚熱研末灌之即生

二膽散

治喉風口噤死在須臾

膽礬五分生熟各半 熊膽 木香各三分

右三味共為細末用番木鼈磨井華水調和以雞翎蘸掃患處如勢急口噤用筯啟齒掃下即消

雄礬散

治時氣纏喉風咽喉閉塞水穀不下牙關緊急不省人事

雄黃　枯礬　藜蘆生用
猪牙皂炙黃各等分
右四味共研細末每用豆大許吹入鼻內吐痰自愈

硼砂丹

治纏喉風風熱喉痺等症

硼砂生研　白礬生研各一錢　西牛黃
人爪甲焙脆研各一分
右四味共為極細末以爛白霜梅肉二錢研糊分

作四丸噙化取湧頑痰立效

三妙散

專治一切咽喉疼痛并爛喉痧症

生明礬三錢　冰片五分　白茄根煅存性一兩

右三味共研細末磁瓶收貯不可泄氣用時吹患處

壁錢散

凡熱痛喉症吹之最效

壁錢七枚取有子者　老蟢蛛二枚分　頭髪紮好用明礬七錢鎔化將紮好之蟢蛛入

鎔礬粘足燈火上炙透

右二味研為細末聽用

琥珀犀角膏

治陰虛火炎咽喉疼痛

真琥珀研　犀角屑生用各一錢　人參

棗仁　茯苓　辰砂研各二錢

片腦研一錢

右七味共研細末蜜調成膏以磁器收貯臨用每服如彈子大以麥冬煎湯化下一日連進五服

奪命紅棗丹

專治喉風喉痺雙單乳蛾等症屢試屢驗誠仙方

也陰虛及孕婦忌用

當門麝　梅氷片　巴豆霜去油淨

杜蟾酥曬研忌火各一錢　硼砂淨末三分　山豆根淨末五分

老薑粉三分用汁澄粉曬乾淨末

右七味各研細末稱準合勻磁瓶蜜貯勿令泄氣

臨用時以小紅棗一枚切蒂去核外皮幸勿損傷

入藥黃豆大許將棗摘蒂一頭塞入鼻孔即閉口

目避風少頃得嚏喉漸通快如出膿以銀花甘草湯漱之病甚者再換一棗必效凡治喉症男左女右若左蛾塞左右蛾塞右雙蛾更換塞之塞藥必得一周時拔出為妙否則誤事慎之一切鮮食發物魚葷青菜辛辣等物愈後忌七日為要不忌誠恐復發難治切記此藥能虔製施送者獲福無涯

神秘吹喉散

治咽喉諸症無論乳蛾喉痺喉風七十二症紅腫疼痛飲食不進者吹之皆效誠喉科之首方也

牛膽硝　生黃連　黑山梔

生黃芩　白硼砂各三錢　青黛水飛去渣曬乾

青梅乾煅存性　人中白煅各五錢　雞內金即雞肫內黃皮

雄黃各一錢　枯礬二錢

右十一味各研細末和勻加麝香三分冰片六分再研和入小罐內用烏金紙塞緊罐口每用蘆管趂藥吹入患上一日夜吹十餘次徐徐流出痰涎漸愈如有腐臭急用蚌水灌淨或用猪牙皂扁柏子和搗加水去渣灌淨前藥五錢加牛黃二分銅

青熊膽　珍珠各五分　兒茶八分　研吹。近世喉科每每勒財，下藥者多有力之家，宜修合施人，以積子孫昌盛。

杉皮散

治喉蛾并口疳臭爛俱效

杉木皮煅存性　人中白煅　兒茶各三錢
珍珠　琥珀　蘆甘石煅
青黛各一錢　冰片六分

右八味共研細末，收貯，吹患處立消。凡吹藥先用黄連甘草蘇薄荷松蘿茶各一錢煎水漱淨再吹如蛾可用鵝毛管剪成長條如菊花瓣樣夾在破開筋子頭上紮住刺患上出血水再吹藥再看耳後左右如有紅筋以鍼刺出血立愈

紅棗散

治喉風爛喉痧并牙疳等症

紅棗四兩去核燒枯　明雄黄七錢五分勿經火　枯礬

犀牛黄　梅冰片　銅緑煅

麝香各一分

右七味共研細末磁瓶收貯勿令泄氣遇喉風等症以紅紙捲管吹入喉中仰卧少時吐出濃痰以多為妙若爛喉痧吹入過夜即安屢試神效

青錢散

治喉蛾喉痺開關解毒

青魚膽陰乾為末收好　螺螄秧根上者用尖　壁錢焙各等分

右三味各研細末和勻吹之如吹過三次仍不開關則無效矣

清溪秘傳礬精散

治喉癬

明礬不拘多少研末用方磚一塊以火燒紅灑水於磚上將礬末布於磚上以磁盤覆蓋四面灰擁一日夜礬飛盤上掃下用二錢　穿山甲炙　白霜梅二枚去核

明雄黃各一錢

右四味共研細末以細筆管吹入喉内

喉癬秘方

頭胎黃牛屎以新瓦洗淨蓋屎周圍用文武火煅烟盡存性研細末將蘆管徐吸入自愈

吹鼻散

治患喉齒諸症口不能張

豬牙皂　青黛　北細辛

殭蠶各一錢　山豆根　元參各五分

右六味共研細末吹男左女右鼻中即開

上清散

治頭眼牙齒咽喉等症嗂鼻取嚏發散

薄荷五錢　大黃四錢　芒硝七錢

荊芥　防風　蔓荊子

蒼耳子　甘草　牛蒡子

桔梗　川芎　白芷
石菖蒲　黄芩　川柏
羌活　半夏　鵝不食草
白菊花　殭蠶　雄黄
硼砂　青黛　黄連
兒茶　藜蘆各二錢　石膏六錢
細辛三錢　升麻　乳香去油
沒藥去油各一錢　蛇蜕　蟬蜕各五分
皂角二兩用礬水浸一宿取淨肉用

右三十四味共杵為散外加氷片二分麝香一分再研極細磁瓶收貯勿使泄氣每用少許吹之

二生散

治喉閉並吹乳癰腫惡瘡

生雄黃　生明礬各等分

右二味研為極細末喉呺吹入吐出毒水日三次瘡毒醋調或凉水調敷

三黃散

治頭癰如腫硬不消因氣凝血滯或痰塊結而不

散則兼陰症矣宜用薑葱汁調敷兼治小兒丹毒

生地黃為君　蒲黃為臣　牛黃為佐

冰片為使

右四味各等分共研細末用芭蕉根汁或扁柏葉汁和蜜調敷患處

蜜炙附子

治咽喉暴發陰症咽閉不能嚥食此為陽虛格陰不可悞用涼藥

大附子一枚生去皮臍切作大片蜜塗炙令黃每用

一片口含嚥津候甘味盡再換一片含之以效為度

青金散

治繭唇烙後用此藥敷之

莧菜陰乾燒灰三錢　雞內金　銅青

兒茶　枯礬各二錢　輕粉

雄黃各一錢　麝香二分

右八味共為細末麻油調敷明日再用甘草湯洗淨再烙如前以平為度後用生肌散

百靈丸

治喉中結塊不通水食者

百草霜

右研細末煉蜜為丸如芡實大每用一丸開水化下甚者不過二丸

牛黃丸

治喉癰喉蛾初起腫痛神效

西牛黃　氷片各一分　大硼砂

兒茶　雄黃各八分　山豆根二錢

膽礬三分　陳白梅去核三枚研搗

右八味共為細末將陳白梅肉入藥和勻丸如龍眼大臨卧含口内過夜即消

何氏濟生方

治走馬牙疳齒落喉爛臭不可近者

白硼砂五錢　蒲黄　青黛

黄柏　人中白煆　馬屁勃

兒茶各一錢　白殭蠶五分　甘草節八分

麝香　冰片各少許

右十一味共研如塵磁瓶收貯不可泄氣臨用先以甘草水漱淨將此藥敷患處數次即愈

消疳散

治牙疳第一神方

活蟾蜍一隻端午日將煅過人中白一錢五分入蟾腹內吊到次年陰乾瓦上焙脆為細末

青黛　血餘煅淨各一錢　枯礬一分

氷片　麝香各五釐　繭蠶竹葉上者三分

右六味共為極細末每用一分吹患處立愈如牙齦上生黑肉加輕粉一錢

赤霜散

專治走馬牙疳延爛穿腮不堪危險之症

大紅棗一枚去核入紅砒如黄豆大一粒紥好放炭火瓦上炙至棗炭上起白色烟盡爲度取以蓋熄候冷加入冰片一分研吹效速如神久爛之孔生肌亦速一方用白馬前蹄修下脚皮炙炭存性爲末入冰片少許吹患處立愈

古緑散

治走馬牙疳及口舌糜爛

銅綠醋製　杏仁各等分　人中白加倍

冰片少許

右四味各研極細末和勻搽之古方有人中白七分枯礬三分同用者又有蜜炙黃柏與人中白同用者皆可師之為法

紅氈散

治走馬牙疳速效神方

水銀一錢入錫五分化粉　紅舊氈燒灰　五棓子炒各一錢二分

右三味共研細末用真麻油調藥一二茶匙作兩次搽宜少不可多用搽在牙齦患處有涎即張開

口流出不可嚥入肚內能去腐生肌立刻止痛兩三日即收功外用冬青葉煎湯漱口

牛黃青黛散

治牙疳腫腐解毒生肌

牛黃　青黛各五分　硼砂

硃砂　人中白煅　龍骨煅各一錢

氷片三分

右七味共研細末先以甘草湯將口漱淨然後再上此藥

四黄散

治走馬牙疳腐爛幷咽喉諸症

人中白煅　川黄連　五倍子

黄丹飛淨炒　雄黄　血竭各一錢

青黛飛淨　硼砂各三分　冰片

麝香　牛黄各二分

右十一味共研細末洗淨吹之

清香散

治口疳腐爛臭穢難聞

紅鉿子煅存性　兒茶　乳香去油

沒藥去油　海巴煅存性　象皮炙

珍珠　輕粉各等分

右八味共研極細末吹之立刻生肌

兒茶散

治小兒口疳大人疳瘡腐爛生肌

兒茶一兩　五棓子炒黄四分　黄柏蜜炙五分

冰片二分

右四味共研細末磁瓶收貯臨用吹搽患處

龍骨散

治口疳初起至潰爛皆可用及牙疳重舌小兒胎毒胎疳等症用之無不神效

薄荷三錢　兒茶一錢五分　製黃柏一分

龍骨二分　甘草　珍珠各五分

白芷二分五釐如腫痛即用三四分

右七味各研細末再加氷片三分研勻磁瓶收貯凡遇口碎及各種口疳用此若腫初起而熱甚者多用薄荷若不腫不甚熱病久宜用長肉為主本

方多加兒茶珍珠龍骨如色成紫及一切喉症碎
者亦用此長肉如治走馬疳穿牙疔及重舌口疳
初生小兒胎毒口疳本方中加牛黄倍珍珠無不
奏效若黑而臭腐者不治小兒黄色胎疳如乾橘
頀者不治如治痧痘後口疳去黄柏龍骨加牛黄
倍珍珠五分多更妙如欲速愈見效加牛黄珍珠
各五分能多更好痘後疳非此不效餘症加之亦
妙

人中白散

治牙疳

人中白　紅褐子燒存性各一錢　枯礬

銅青各三分　雞肫皮煅二錢　霜梅煅八分

雄黃　硼砂各五分

右八味共為細末煎膿茶調搽吐出涎沫即愈

真珠散

治牙疳牙根紅腫

硼砂　雄精　川連

兒茶　人中白煅　冰片

薄荷　黄柏各一錢　珍珠五分

右九味共研極細末磁瓶密貯不可泄氣臨用少許吹之

八寶珍珠散

治牙疳腐爛

兒茶　川連　川貝母去心研

青黛各一錢五分　紅碣燒灰存性　官粉

黄蘗　魚腦石微煅　琥珀各一錢

人中白二錢　硼砂八分　冰片六分

牛黄　珍珠各五分研　麝香三分
右十五味各研細末共兌一處再研極細和勻以
細筆管吹入喉內爛肉處

溺白散

治走馬牙疳

溺垢即尿桶中結成白鹻火煅五錢　白霜梅燒存性
枯白礬各二錢
右三味共研細末先用韭根松蘿茶煎成濃汁乘
熱以雞翎蘸洗患處去淨腐肉見津鮮血甫敷此

藥日敷三次若爛至咽喉以蘆筒吹之

青蓮膏

治腐疳

青黛　輕粉各一錢　乳香去油

麝香五分　白砒一分

右五味共為細末用香油調稠薄攤紙上用鎚搥實陰乾收之每於卧時以泔水漱淨口拭乾隨疳證大小剪膏藥貼之至曉揭去再以泔水將口漱淨吐之至晚再貼

青囊集要　卷　七竅病三　永禪室藏板

蘆薈散

治爛牙疳

蘆薈一錢　黄蘗五錢研末　白砒五分用紅棗五枚去核每棗納砒一分火内燒存性

右三味共研細末先用米泔水漱淨疳毒後敷此藥於堅硬及腐處

金鞭散

治牙肉黑爛

綠礬五兩煅赤透　人中白煅二兩　明雄黄二兩

麝香一錢　梅氷片一錢

右五味共研細末先將銀鍼挑剖去腐肉紫血然後將藥敷之吐出毒血惡涎方能愈也

鳳蜕散

治喉癰喉癬口疳神效

鳳蜕（即抱雞蛋殼燒存性）　兒茶　橄欖核（燒存性）各等分

右三味共研細末每藥一錢加氷片三分吹之

珍珠六香散

治喉疳口疳牙疳神效

降香一錢　珍珠　琥珀
白芷各三分　乳香去油　沒藥去油
麝香　五棓子　血竭各五分
冰片　牛黃各一分
右十一味共研細末加竹葉上吊掛繭蠶連蟲和收取陰乾為末淨三分
研極細吹之

走馬牙疳洗藥

黑山梔　連翹　金銀花
黃芩　白芷梢　黃柏

玄參各五錢　生石膏三錢　胡黃連
桑白皮　桔梗　射干
銀柴胡各一錢二分　當歸尾　牡丹皮
茜草　赤芍各一錢一分　燈心根三十
右十八味煎湯頻洗

生肌散

治痳痘後口瘡臭爛

黃連土炒　地骨皮　黃柏
五倍子　生甘草各等分

右五味共研細末乾糝之若仍作熱作膿而不即愈者乃內毒未盡也仍用大連翹飲之則解

犀角解毒丸

此丸通治小兒諸瘡毒及痧痘後餘毒喉齒等症

犀角一錢　桔梗一兩　赤茯苓

牛蒡子　生地黄各五錢　元參

連翹各六錢　樸硝　甘草

青黛各二錢

右十味共研極細末煉蜜為丸如龍眼核大每服

一丸薄荷湯化下挾驚者硃砂為衣

人中白散

治小兒走馬牙疳口疳以及牙齦腐爛臭黑並搽痔瘡膿耳男婦腿上傷手瘡臁瘡俱極神效

人中白溺壺者佳煅紅二兩　兒茶一兩　冰片五分

黃柏　白硼砂　蘇薄荷

真青黛各六錢　川連五錢

右八味共研細末先用陳松蘿茶洗淨日吹五七次吹後涎從外流為吉毒涎入裏為凶痔瘡用麻

油調搽膿耳吹耳內傷手瘡乾糝

元參散

治懸癰腫痛食不能下

元參一兩　升麻　射干

大黃各五錢　甘草一分

右五味共為細末每服三錢水一盞煎至七分放

温時時含嚥良驗

白梅丸

治咽喉懸癰舌腫通閉消腫

五棓子　白殭蠶　甘草各等分

右三味共研細末，用白梅去核搗為丸，如彈子大，噙噬其㿈自破。

射干丸

治懸㿈腫痛，口難開。

射干　升麻　杏仁去皮尖，麩炒

甘草炙，各五錢　番木鼈去殼，炙脆　大黃炒，各二錢

右六味共研細末，煉蜜為丸，如小彈子大。每用一丸，口中含化，徐徐嚥下。

消瘤碧玉散

治喉瘤

硼砂三錢　冰片　膽礬各三分

右三味共研細末用時以筯頭蘸藥點患處

硃黃散

治重舌涎出水漿不入

玄精石二兩　牛黃　硃砂

冰片各一分

右四味共研細末以鍼去舌上血鹽湯漱淨糝上

藥末噙津效驗如神

青液散

治鵝口瘡及舌瘡舌菌重舌

青黛　樸硝各一錢　龍腦一字

右三味共研細末以鵝翎挑少許掃患處

水澄膏

治舌菌潰爛宜貼此膏

硃砂水飛二錢　白芨　白斂

五倍子　鬱金各一兩　雄黄

乳　香去油各五錢

右七味共研細末米醋調濃以厚紙攤貼之

清溪秘傳北庭丹

治舌菌

番硇砂　人中白各五分　瓦上青苔

瓦　松　溏雞矢各一錢

右五味用傾銀罐子二枚將藥裝在罐內將口封好外用鹽泥封固以炭火煅紅待三炷香為度候冷開罐將藥取出入麝香氷片各一分共研細末

用磁鍼刺破舌菌用丹少許點上再以蒲黄蓋之

戎鹽三黄丸 千金

治舌上黑有數寸大如筯出血如湧泉此心臟熱病也此丸主之

戎鹽　黄芩　黄柏

大黄各五兩　人參　桂心

甘草各二兩

右七味共為細末蜜丸如梧子大每服十丸日三米飲下亦燒鐵篦烙之

生舌仙丹

人參 麥門冬各一錢 龍齒三分

土狗一枚火焙 冰片二分 地蝨十枚火焙

血竭三分

右七味共研細末放土地上一刻出火氣用人參一兩煎湯先含漱半日以參湯漱完即以自己舌醮藥末令遍不可將舌縮入須要伸在外面至不可忍者然後縮進如此三次則舌自能伸長矣

接舌金丹

生地黃　人參　龍齒透明者各三錢

象皮一錢　氷片三分　土狗去頭翅三枚

地蝨二十枚

右七味先將人參各項俱研細後用土狗地蝨搗爛入前藥末內搗勻佩身上三日乾為末盛在瓶內遇有此等病醫治可也此藥接骨最奇服下神效骨斷者服一錢即愈

固齒散

治腎虛牙齒動搖不牢

雄鼠脊骨全副去頭尾骨不用新瓦上焙乾不可燒焦留其生氣也

熟地黃用竹片挖取生地黃瓦器煮熟身懷令乾為末勿見鐵器三錢

北細辛　榆樹皮各三分　青鹽二錢

杜仲　當歸各一錢　骨碎補三錢

右八味忌犯鐵器共研細末用磁瓶收貯每日五更時不可出聲將此藥輕擦在無牙之處三十六擦藥任其嚥下不可用水漱口一月如是日間午間擦之更佳亦如前數但經鐵器便不效矣

又方

治同上

熟地黄酒浸　破故紙　青鹽

地骨皮　槐角各一兩　軟石膏

百藥煎　側柏葉　臘肉骨煅各五錢

香附　細辛各二錢　沒食子一錢

右十二味共研細末擦之

又方

治同上

香附一觔去毛用青鹽四兩煮乾炒黃色　饅首煅四兩

生石膏　熟石膏各八兩　三柰
甘松各二兩
右六味共研細末擦之
固齒將軍散
治牙痛牙傷胃火上冲口齒糜腫久用則牢牙固
齒
青鹽四兩　錦紋大黄微炒焦　杜仲黑牛炒各十兩
右三味共為細末清晨擦牙漱口火盛者嚥下亦
可

牢牙散

治齒痛動搖

龍膽草酒炒一兩五錢　羌活　地骨皮各一兩

升麻四分

右四味共研細末先以温水漱口用少許擦之

竹葉膏

治牙痛

生竹葉去梗淨一兩八錢　生薑四兩　淨白鹽六兩

右三味先將竹葉熬出濃汁又將薑搗汁同熬去

渣將鹽同熬乾如遇牙痛用擦一二次即愈其效如神

三因安腎丸

治腎虛火爍牙齦腐臭齒根搖動

補骨脂炒 胡盧巴炒 茴香炒

川楝子炒 續斷炒各三兩 山藥

杏仁炒 白茯苓 桃仁炒各二兩

右九味共研細末煉蜜為丸如梧子大每服二錢空心淡鹽湯送下

玉帶膏

貼牙齦除痛固齒

宮粉研一兩　珍珠研三錢　麝香研二錢

龍骨二兩　象牙屑五錢　陽起石一兩用殭蠶四

十九條防風當歸川芎象牙升麻白芷地骨皮各五錢細辛藁本各三錢共研粗末長流水五碗同藥入砂鍋內以桑柴火熬藥至三碗去渣再入砂鍋內熬至一碗將龍骨陽起石火煅通紅入藥汁內淬之如此七次去藥汁將龍骨陽起石焙乾研末

右六味共為細末用黃蠟三兩鎔化濾淨再化離火候溫方入前藥和勻乘熱攤紙上如膏冷將熨

斗燒熱仰放紙鋪熨斗底上攤之用時先以温水漱口將膏剪一小條貼於患處閉口勿語

當歸龍膽散

治齒痛寒熱身疼

升　麻　　麻　黄　　生地黄
當歸梢　　白　芷　　草豆蔻
草龍膽　　黄　連　　羊脛骨（煆灰各等分）

右九味為散每用少許擦牙疼處良久有涎吐去

細辛散

治風蚛牙斷宣爛牙齒動搖腮頷浮腫

紅椒　硇砂去穀　鶴蝨

牙皂　蓽撥各五錢　荊芥

細辛各一兩　白芷　川烏各二兩

右九味共爲細末每用少許於痛處擦之有涎吐出不得咽下少時用温水漱口頻頻擦之立有神效

如神散

治風牙蚛牙攻痒疼痛牙斷動搖連頰浮腫

露蜂房微炙　川椒去目及閉口微炒出汗
右二味各等分共研細末每用一錢水一盞入鹽少許同煎八分乘熱漱之冷即吐一服立效
硃雄丸
立止牙痛
蟾酥七分　硃砂　雄黃各三分
甘草一分
右四味共研細末以飛麪為丸如萊子大絲綿裹包塞在痛處

雄砂散

治風火蟲牙痛甚

雄　黄五錢　元明粉　潮　腦

硼　砂各二錢　蓽　撥　川　烏各一錢

右六味共研細末擦之自愈

赴筵散

治風火牙痛

黄　連　黄　柏　黄　芩

北細辛　山梔子　乾　薑各等分

右六味共研細末吹之

三香散

治牙齒腫痛

丁香 川椒各等分 氷片少許

右三味共為細末敷牙根腫痛立止

玉池散

治風蟲牙痛齒齦出膿

當歸 白芷 升麻

防風 甘草一 地骨皮

川芎　細辛　藁本

槐花各一錢

右十味用生薑三片黑豆三十粒水煎去渣候温

含漱冷則吐之用此方煎服更效

至寶丹

治腎虛火盛牙痛齒浮神效

雄鼠骨一副其鼠要八兩以上者越大越好連毛用草紙包七層再用稻草包緊黃泥封固用稻糠火煨熟去肉揀出全骨酥油炙黃研為細末再入後藥　北細辛洗淨土曬

真沉香各一錢五分　破故紙青鹽水炒　白石膏青鹽水炒

骨碎補去淨毛蜜水炒　全當歸酒炒　旱蓮草酒炒各五錢

香白芷青鹽水炒　懷生地酒炒各三錢　綠升麻焙二錢

沒石子雌雄一對酒煮火烘

右十二味共為細末同鼠骨末合在一處拌勻用銀盒或鉛盒盛之每早擦牙漱嚥久而不斷牙齒動搖者仍可堅固永保不動甚之少年有去牙一二在三年以內者竟可復生頗小而白久則如故妙不可言

擦牙散

去口臭堅齒用久見效

藿香　北細辛　沈香

白芷　青鹽　廣木香

破故紙各三錢　石膏煅一兩

右八味共研細末早晚擦之

長春牢牙散

烏鬚髮去牙風除口氣

升麻　川芎　細辛

白蒺藜　甘松　丁香

五倍子　皂礬　青鹽

訶子肉　沒石子各三錢　麝香五分

右十二味共為散早暮擦牙次以水漱口洗髭鬚

烏金膏

治牙齒動搖鬚髮黃赤用此即齒牢髮黑

生薑半觔搗自然汁留滓待用　生地黃一觔酒浸一宿搗汁留滓待用

大皂莢不蛀者十挺刮去黑皮將前二汁和蘸皂莢用文火炙乾再蘸再炙汁盡為度

右三味將皂莢同地黃滓入磁罐內煆存性為末

牙齒初搖用藥擦齦如鬚髮黃赤以鐵器盛藥末

三錢湯調過三日將藥汁蘸擦鬚髮臨卧時用之次早即黑三夜一次如漆之黑亮不傷鬚髮

補骨散

治齒蝕擦牙固齒

上好食鹽成塊者煅　骨碎補　生石膏各四兩

新鮮槐花二兩

右四味共搗爛為團曬乾再磨末擦牙妙甚且能固齒一方多寒水石沒食子酒煮火烘

龍牙散

治齒衄出血喫食不得

白龍骨 黄連 馬牙硝各一兩

冰片一錢 白礬一分

右五味共研細末每用少許敷牙齦下血止自愈

胡桐淚散

治牙齦腫出血齒宣露或出膿

胡桐淚 細辛 川芎

白芷各一錢五分 寒水石煅二錢 生地黄一錢

青鹽二分

右七味共研細末乾搽牙齦患處待頓飯時以温
水漱去少時再上

刻歡丸

治風火蟲牙痛神效

蟾酥一錢用酒化開　五靈脂　麝香各一錢

右三味研和爲丸分二百粒用新綢包縣線紮緊
磁瓶盛貯勿使泄氣每取一丸咬於牙床丸化即
痛止

茵陳散

治齒齦赤腫疼痛及骨槽風熱

茵陳　連翹　荆芥

麻黄　升麻　羌活

薄荷　薑蠶各五錢　細辛二錢五分

大黄　牽牛用頭末各一兩

右十一味共爲散每服三錢先以水一盞煎沸入藥攪之急傾出食後和滓熱服世本多半夏黄芩射干獨活丹皮

珍珠散

治牙鹽

烏賊骨去殼　象皮炙脆　降香節忌鐵器
龍骨煅　珍珠　兒茶各一錢
沒藥去油　乳香去油　硃砂各五分
廣三七二錢　氷片一分五釐
右十一味共研細末取棉花如指大揑成團蘸水再搽成扁式方蘸藥塞患處以指按之勿動二三次即愈

鹿角散
治牙齦並穿腮腫毒

鹿角灰二錢　牛黄　元明粉
黄柏蜜炙褐色　雞内金煅　珍珠
人中白煅　青黛　白硼砂
大紅絨燒灰各一錢　黄連一錢五分　冰片
五棓子各三分　雄黄五分　麝香二分
右十五味各另研細和勻再研極細磁瓶密貯勿
令泄氣用時以少許吹患處
取齒丹一名離骨散
遇病牙取些些少糁於膏藥上貼齒片刻即落

活大鯽魚一條重十兩以白砒一錢入腹放於無風無猫犬處七日魚身發白毛用雞翎拂下收藏

離骨散

取痛牙自落

白砒　江子各五錢

右二味共研細末以竹筒盛之封固埋於白馬糞內藏著春三夏四秋七冬十日取出懸於淨室中將患牙用涼水漱過將藥點在患牙根上欬嗽一

聲其牙即落並不疼痛

拔疔散

治牙疔

硇砂　白礬　硃砂

食鹽用鐵銹刀燒紅將白礬食鹽放於刀上煆之

右四味各等分擇丁日午時研為細末收之

黃連散

治齒縫間出血喫食不得

黃連　白龍骨　牙硝各一兩

白礬一分　龍腦一錢
右五味共為細末每用少許敷牙根上

雄黃麝香散
治牙齗腫爛出血
雄黃　血竭　白礬枯各一錢五分
輕粉　黃連　黃丹炒
銅綠各一錢　麝香一字
右八味共為細末研勻敷患處

清胃散

治胃中蘊熱中脘作痛痛後火氣發泄必作寒熱乃止皮齒齦腫出血痛引頭腦

生地黃四錢　升麻一錢五分　丹皮五錢
當歸　川連酒蒸各三錢

右五味共為散分三服水煎去滓細細呷之半日再服犀角地黃湯專以散瘀為主故用犀芍此則開提胃熱故用升連其後加味清胃則兼二方之制但少芍藥耳

小安腎丸

治風寒襲於腎經下體沉重夜多小便耳鳴岐視
牙齦動搖出血小腹寒冷作痛

香附童便製二兩　川烏頭炮淨一兩　蘹香青鹽微焙三兩
川椒去閉口者炒一兩　熟地黃四兩　川楝子酒蒸取肉三錢

右六味共研細末酒糊為丸如梧子大空心鹽湯
臨臥温酒各服三錢

紫霜丸

治舌上出血竅如鍼孔

紫金砂一兩即蜂房頂研末　蘆薈三錢　貝母四錢

右三味共為細末蜜丸如櫻桃大每服一丸水煎
化服吐血衂血用温酒化服

七竅病四

鼻病方

草靈丹

鵝不食草一名地胡椒

右一味採取陰乾曬燥研為細末收貯每用少許

搐鼻

一治鼻淵此因膽經之熱移於腦髓外感風寒凝鬱火邪而成鼻竅中時流黃色濁涕用鮮草塞鼻立刻應效

一如鼻淵久而不愈鼻中淋瀝腥穢血水頭眩虚暈而痛者必有蟲以蝕腦也名控腦砂用鮮草塞鼻數次立愈久則必虚宜内服補中益氣湯方能痊愈

一治鼻紅用嫩草頭陰乾研細末薄糊為丸如梧子大黑山梔研極細末為衣塞鼻立止

一治眼目生瞖取末搐鼻塞耳為去目瞖之神藥也

一治頭風疼痛用鮮草塞鼻甚妙

一治感受風寒暑溼以致頭痛脹悶鼻竅不通胸膈不舒用末搐鼻即刻氣通嚏淚交流神清氣爽功同痧藥冬季用之更妙

止流丹

治鼻流涕不止久成鼻淵

白芷一兩　蒼耳子炒二錢五分　辛夷仁

薄荷　甘菊花各五錢

右五味共研細末每服二錢清茶食後調服

通竅圓

治鼻塞清涕出腦冷所致

通草　辛夷各五錢　細辛

甘遂　桂心　芎藭

附子各一兩

右七味共為細末煉蜜和圓如麻子大綿裹納鼻中蜜封塞勿令氣泄稍加圓數微覺小痛擣薑汁為圓納入即愈

辛夷散

治鼻塞不聞香臭涕出不止

辛夷仁一兩　細辛三錢　藁本七錢
升麻　川芎　白芷
木通　防風　甘草炙各五錢
右九味杵為散每服二錢食後茶清調服

蒼耳散

治鼻流涕不止名曰鼻淵
辛夷仁五錢　蒼耳子炒二錢五分　白芷一兩
薄荷五分
右四味共為散每服二錢用葱茶湯食後調服

搐鼻散 千金

治鼻齆

通草　細辛　附子

右三味各等分為末蜜和綿裹少許内鼻中又方

加甘遂用白雄犬膽丸取涕瘥

芎藭散

治同上

川芎　檳榔　辣桂

麻黄　防已　木通

細辛　石菖蒲　白芷各一兩
木香　川椒　甘草炙各五錢
右十二味杵為散每服三錢生薑三片蘇葉一撮
水煎去滓熱服

血餘丹
治赤鼻神效
血餘三觔用米泔水洗淨再以長流水洗用黄芩一觔當歸白芍各八兩以無根水五大碗煎三碗渣再煎汁濾清分作三次煮血餘倘有餘汁又拌血餘日曬夜露以汁盡為度
天門冬去心　麥門冬去心　熟地黄

白茯苓各四兩　山梔　乾葛

桔梗　枳殼　甘草各二兩

右九味連血餘共一處以棉紙包紮成毬外以熟黃泥包裹約二寸厚成圓毬曬乾倘有裂縫須添泥補固用桑柴火在八卦爐中煅至烟起白烟一起即取出埋土内七日去土研末煉蜜為丸如桐子大每早晚食後白湯送下二錢或三錢服至七日其紅即退

淩霄花散

治酒皻鼻

淩霄花　山梔各等分

右二味為散每服二錢食後茶湯調下

苦丁散

治消鼻痔

苦丁茶　甘遂各二錢　青黛

草烏尖　枯礬各二分五釐

右五味共為細末麻油搜令硬不可爛旋丸如鼻孔大小用藥納鼻内令至痔肉上每日一次

礬石藜蘆散 千金

治鼽鼻鼻中息肉不得息

礬石 藜 蘆各六銖 瓜 蒂二七枚

附子十二銖

右四味各擣篩合和以小竹管吹藥如小豆許於鼻孔中以綿絮塞之日再以愈為度

通草散 千金

治鼻中息肉

通草五錢 礬石煅一兩 珍珠一銖

右三味檮下篩撚綿如棗核取藥如小豆著綿頭上内鼻中日三次真珠能去一切息肉

礬梅丸

治同前

明礬一兩　萆麻仁七粒　鹽梅五枚去核

麝香一分

右四味共研細末成丸如棗核大綿包塞鼻内自化

黄粉散

治鼻痔腐爛吹之神效

兒茶五錢 雄黃 輕粉各一錢

冰片一分

右四味共研細末吹之如臭加鍋墨五分

硇砂散

治鼻痔鼻生瘜肉點之自消

硇砂五分 枯礬二錢

右二味共研細末每用少許點鼻痔上即消

降礬散

治鼻痔息肉及耳痔耳菌等症點之自消
明礬一兩　甘遂一錢灰火煨　白降丹一分或二分
明雄黄五分
右四味共乳細末吹痔上自愈

鹿礬散

治鼻疳爛通其孔者用此搽之即愈
鹿角剉碎焙焦　枯白礬各一兩　血餘炭五錢
右三味共研極細末先用椒水洗淨疳孔然後搽之如不收口可用瓦松燒存性研末搽之